MÉMOIRE

SUR LES

DÉVIATIONS SIMULÉES

DE LA COLONNE VERTÉBRALE,

ET LES MOYENS DE LES DISTINGUER

DES DÉVIATIONS PATHOLOGIQUES.

DEUXIÈME MÉMOIRE

SUR LES DIFFORMITÉS DU SYSTÈME OSSEUX.

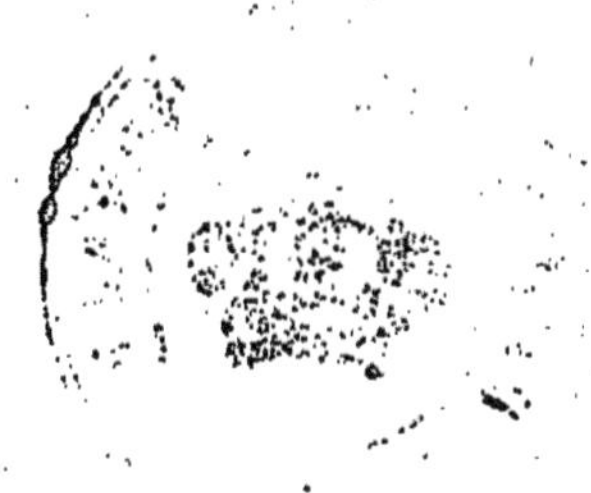

IMPRIMERIE DE FÉLIX MALTESTE ET Ce,
18, rue des Deux-Portes-St-Sauveur.

MÉMOIRE

SUR LES

DÉVIATIONS SIMULÉES

DE LA COLONNE VERTÉBRALE,

ET LES MOYENS DE LES DISTINGUER

DES DÉVIATIONS PATHOLOGIQUES.

PRÉSENTÉ

A L'ACADÉMIE ROYALE DE MÉDECINE, LE 31 MAI 1836,

PAR

LE DOCTEUR JULES GUÉRIN,

Chargé du service des difformités à l'Hôpital des Enfans, et Directeur de l'Institut Orthopédique de la Muette;

PRÉCÉDÉ

DE TROIS RAPPORTS FAITS A L'ACADÉMIE ROYALE DE MÉDECINE,

ET SUIVI

DES COMPTES RENDUS DES DISCUSSIONS SOULEVÉES A L'ACADÉMIE A L'OCCASION DE CE MÉMOIRE.

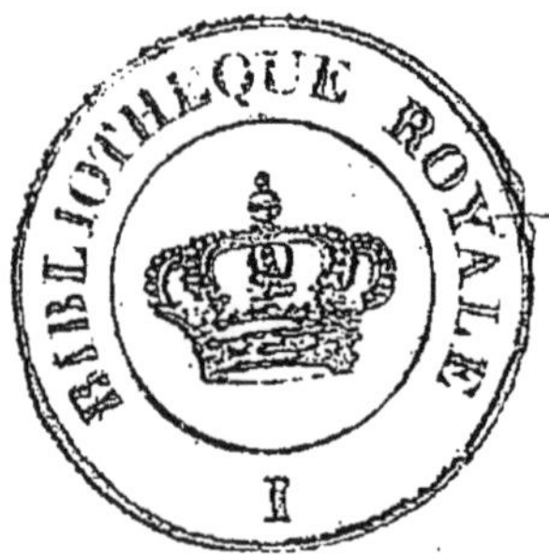

PARIS,

AU BUREAU DE LA GAZETTE MÉDICALE,

RUE RACINE, N° 14, PRÈS DE L'ODÉON.

1838.

SÉRIE DE MÉMOIRES

SUR LES DIFFORMITÉS DU SYSTÈME OSSEUX;

Par le Docteur JULES GUÉRIN.

PREMIER MÉMOIRE.—MÉMOIRE SUR LE TRAITEMENT DES DÉVIATIONS LATÉRALES DE L'ÉPINE, PAR L'EXTENSION SIGMOÏDE; lu à l'Académie royale de Médecine, le 15 novembre 1834; in-8°, avec planches. — Prix. . . . . 2 fr.

DEUXIÈME MÉMOIRE. — MÉMOIRE SUR LES DÉVIATIONS SIMULÉES DE LA COLONNE VERTÉBRALE, ET LES MOYENS DE LES DISTINGUER DES DÉVIATIONS PATHOLOGIQUES; présenté à l'Académie royale de Médecine, le 2 juin 1835; précédé de trois Rapports faits à l'Académie sur ce Mémoire; in-8°, avec planches. — Prix. . . . . 2 fr.

Au bureau de la GAZETTE MÉDICALE, rue Racine, 14.

AVERTISSEMENT.

Je vais dire en peu de mots l'histoire de ce mémoire, son origine, ses vicissitudes, les orages qu'il a suscités, ceux qui l'ont précédé, ceux qui l'ont suivi, enfin l'effet moral et scientifique qu'il a produit. On voit qu'il ne s'agit pas d'une œuvre ordinaire (j'entends par les circonstances spéciales qui me l'ont fait composer), mais d'une œuvre qui se rattache à une époque toute particulière et difficile de ma carrière médicale.

Il y a quatre ans environ, un homme qui n'est pas médecin vint présenter à l'Académie royale de médecine plusieurs sujets atteints de déviation de l'épine, qu'il s'engagea à redresser dans l'espace de quelques mois. L'Académie, qui est instituée pour veiller aux progrès de l'art, et réprimer le charlatanisme, chargea une commission, composée de l'élite de ses membres, de suivre les effets du traitement soumis à son examen. Après quatre mois environ, deux des sujets passaient pour avoir été guéris, et la commission avait fait son rapport en conséquence. Cependant j'appris qu'au nombre de ces derniers se trouvait une grande et forte fille, âgée de vingt ans environ, extraordinairement contrefaite avant sa mise en traitement au dire du rapport, mais parfaitement bien conformée au dire des gens du pays, et ayant rempli jusque là les fonctions de femme de chambre dans l'établissement où elle venait d'être si miraculeusement redressée. Ce bruit me parut expliquer d'une manière satisfaisante la rapidité et la perfection d'une cure que jusque là je n'avais pu comprendre. Je pris de nouveaux renseignemens, j'examinai les plâtres des sujets traités et je m'attachai surtout à celui de Jenny Guéry (c'était le nom de la femme de chambre en question). L'examen de ce plâtre, aidé des renseignemens dont j'ai parlé plus haut, ne me permit pas de douter que cette fille n'eût jamais eu de déviation réelle. Que faire en cette occurrence? Me taire et laisser les choses aller d'elles-mêmes, ou bien prévenir l'Académie qu'on l'avait abusée et donner la preuve de la supercherie. Le premier parti était le plus prudent, le plus sage et le plus sûr : je choisis le second.

J'écrivis à l'Académie ce que j'avais appris. J'avais eu la précaution de faire arriver directement à quelques-uns de ses membres les plus considérables une partie des renseignemens qui m'avaient été communiqués sur Jenny Guéry, sur sa condition, l'état réputé de sa taille avant sa mise en traitement, etc. Dans ma lettre à l'Académie, j'ajoutais : « L'inspection seule du plâtre moulé sur cette fille eût » suffi pour trahir l'origine de sa difformité; car ce plâtre » ne représente pas une déviation latérale de la colonne,

» telle que les produit la nature, mais une flexion unique » de toute l'épine, dont les caractères anatomiques diffè- » rent totalement des caractères propres aux déviations vé- » ritablement pathologiques. »

Ma déclaration reposait donc sur deux ordres de preuves, les unes morales, testimoniales, les autres scientifiques. On aurait pu croire que l'Académie se serait attachée principalement, sinon exclusivement, à ces dernières. Il n'en fut pas ainsi. Elle ouvrit une enquête sur les faits. Elle écrivit, fit écrire à ses correspondans, demanda ce que l'on savait sur les sujets traités sous ses yeux. Il lui fut répondu que deux des jeunes filles données comme guéries en quatre mois, avaient été préparées de longue main au traitement officiel, et que la troisième .... ; à l'égard de cette fille sur laquelle portait principalement ma déclaration, on eut les renseignemens les plus contradictoires. Les personnes qui m'avaient mis sur la voie du mystère. celles que j'avais priées postérieurement de recueillir de nouvelles informations, avaient ouï partout les mêmes choses. Partout on leur avait dit que Jenny Guéry passait pour une belle fille, très alerte, très bien faite, ayant une taille des plus régulières. De son côté la personne compromise avait obtenu et envoyé à l'Académie des déclarations très explicites portant que Jenny avait la taille déviée. On remarquera qu'à Paris tout le monde avait été d'accord sur l'état de difformité extraordinaire où cette fille s'était montrée. Un des membres de la commission, M. Itard, n'avait pas trouvé d'expression plus exacte pour donner une idée de son état que celle de *cul-de-jatte*. En présence de ces résultats un peu contradictoires, l'Académie s'agita longtemps pour savoir à qui du médecin qui lui avait ouvert les yeux, ou de la personne qui les lui avait fascinés, elle donnerait gain de cause.

Confiant dans la puissance de la vérité, je n'avais pas cru devoir employer toutes mes ressources à son triomphe. J'ai dit que la question était double, morale et scientifique. L'Académie n'ayant abordé que le côté moral, j'avais été obligé de m'y tenir comme elle, et n'avais cherché en aucune façon à tirer parti de mes preuves scientifiques. Un motif particulier me commandait d'ailleurs cette réserve. Un concours important sur les difformités du système osseux était pendant à l'Académie des sciences. Livrer à la discussion de l'Académie de médecine les observations que j'avais faites sur les caractères anatomiques des déviations de l'épine, c'était mettre mes rivaux en possession d'une partie de mes ressources et de mes résultats. Je préférai donc recourir momentanément aux moyens plus directs que j'avais d'éclairer l'Académie de médecine sur l'origine de la difformité de Jenny Guéry, et m'en tins uniquement aux résultats de l'enquête morale, persuadé qu'ils suffiraient pour dissiper ce que la question paraissait encore offrir d'obscur. Je fus trompé dans mon attente. Fort de ma conviction et de ma bonne foi, rassuré par les hautes lumières et le caractère des hommes au jugement desquels ce débat était déféré, j'avais oublié, dans mes prévisions logiques, de faire la part des petites passions de l'homme. J'avais perdu de vue que dans la question l'Académie n'était pas neutre, mais qu'elle était en cause. La révélation que je lui avais faite avait compromis à ses propres yeux sa gravité et son infaillibilité. Comment aurait-elle pu se reconnaître en défaut, sans s'exposer à la malignité du public qui ne perd jamais l'occasion de se dédommager tant qu'il peut de la supériorité officielle des corps privilégiés? Malgré son amour connu pour la science et la vérité, l'Académie de médecine était donc un peu travaillée par la crainte de porter atteinte à sa propre considération et à sa dignité. Il faut bien le croire ainsi, car au lieu de demander à la science le supplément de lumière dont elle avait besoin pour dissiper l'obscurité et l'incertitude de témoignages contradictoires, elle déclara, dans un premier rapport, qu'en ce qui concernait deux des sujets traités par la nouvelle méthode et donnés comme guéris ou quasi guéris en quatre mois, on les avait traités longtemps auparavant; mais qu'à l'égard de Jenny il n'y avait pas de preuves suffisantes qu'elle eût simulé sa difformité, et par conséquent trompé l'Académie.

Je croyais en être quitte pour ce demi échec académique. Mais quelques personnes qui avaient fait cause commune avec mon adversaire ne trouvèrent pas leur triomphe assez complet; elles lui conseillèrent (ainsi qu'il l'a dit naïvement) de demander aux tribunaux un supplément de justice plus éclatante et plus explicite. En homme peu expérimenté, j'avais donné prise à la critique de M. le procureur du Roi. On sait qu'il n'est permis qu'à lui seul d'appeler les gens par leur nom ; j'avais empiété sur ses prérogatives ; mes amis et moi avions exploité dans les feuilletons de la GAZETTE MÉDICALE le côté plaisant et ridicule de l'affaire, ne nous croyant pas tenus à plus de réserve et de gravité que MM. les académiciens. Mais la loi ne plaisante pas : entre autres choses très-répréhensibles, je m'étais surpris à suivre l'exemple de Boileau, à appeler un chat un chat, et ne trouvant pas de terme plus propre pour désigner un homme qui exerce la médecine sans diplôme et sur place publique, je l'avais appelé charlatan. Il y avait là très positivement ce qu'on appelle en termes de parquet le délit d'injure.

Ce n'était pas tout. Depuis le 17 mai 1819, il y a en France une loi que peu de gens connaissent, et en vertu de laquelle tout homme à qui vous avez imputé publiquement une action répréhensible peut, quelques preuves que vous ayez à donner, vous faire condamner comme diffamateur. La diffamation est qualifiée par la loi, toute allégation vraie ou fausse d'un fait qui porte atteinte à l'honneur ou à la considération d'autrui. D'après la lettre et l'esprit de cette admirable législation, il en résulte qu'on est d'autant plus diffamateur qu'on est plus près de la vérité ; car l'atteinte à l'honneur et à la considération doit être en raison directe du degré de vérité de l'accusation. Je ne savais pas tout cela, peu de gens le savaient, et beaucoup de gens l'ignorent encore aujourd'hui : ma discussion sur le traitement des déviations simulées me l'a appris avec d'autres choses, mais un peu tard.

D'après ce qui précède, je n'étais pas seulement un homme mystifié, mais de plus un diffamateur. A coup sûr la révélation des faits que j'avais signalés à l'Académie ne devait pas rehausser l'honneur et la considération de celui qu'ils concernaient. Par une conséquence très logique de sa part et de la part de ses conseillers, ils avaient jugé mon délit d'autant mieux qualifié, que j'avais fait plus de mal, c'est-à-dire que j'avais dit plus vrai. Cela démontré, il n'y avait rien à répliquer, pas même qu'il ne s'agissait que d'une querelle scientifique au fond, roulant sur des faits scientifiques. J'étais donc coupable du double délit d'injure et de diffamation, c'est-à-dire dans une position très-critique, passible d'un jugement en police correctionnelle, passible de l'amende et de la prison.

Mes ennemis, réunis dans la personne de mon adversaire, car le pauvre homme n'était qu'un instrument, me mandèrent donc devant la police correctionnelle. Je pris d'abord cette invitation comme une chose peu sérieuse et sans conséquence aucune. Je ne pouvais croire qu'une affaire d'Académie pût devenir l'objet d'un réquisitoire du procureur du Roi : ma sécurité était aussi trompeuse que parfaite. Jusqu'au dernier jour, jusqu'à la dernière minute, je ne doutais pas que l'accusation ne dût retomber sur les accusateurs. Je ne pouvais m'imaginer que ma position, mon caractère, mon nom, mon titre, mes antécédens, mon but, les antécédens et le nom de mon adversaire, que les témoignages honorables dont j'étais entouré et qui m'avaient suivi à l'audience, que la raison, la logique et la bonne foi, qu'avec tout cela le talent d'un des avocats les plus considérés de l'époque, M. Odilon Barrot, ne dût pas suffire à me soustraire à une interprétation littérale de la loi. Il n'en fut rien : le délit au point de vue du Code était patent, incontestable. J'avais écrit et publié que mon adversaire était un charlatan, qu'il avait trompé la science et l'Académie; que cela fût vrai ou faux, on me refusa, comme de raison, et de par la loi, la permission de fournir les preuves des faits articulés : injure et diffamation, voilà ce qu'on me répétait à chaque minute; injure et diffamation, a répondu M. le président de la 7me chambre, quoique ce ne fût pas tout-à-fait l'opinion de M. l'avocat du Roi; mais ce dernier avait évidemment tort, rien de plus positif, de plus exact, de plus matériel, car je fus condamné à l'amende, heureux d'échapper à la prison.

Cependant je voulus profiter du bénéfice de la loi; d'autres juges pouvaient ne pas être aussi aveuglément esclaves de la lettre du Code. La vérité, l'opinion de l'Académie, l'opinion publique, se prononceraient peut-être assez haut pour qu'au lieu d'un jugement légal, j'obtinsse un jugement d'équité. J'en appelai donc devant la Cour royale. C'est entre le prononcé de la première instance et le jugement d'appel que fut composé et présenté aux Académies royales des sciences et de médecine mon mémoire sur les déviations simulées.

Bien que le premier jugement fût suffisamment motivé en fait par l'appellation injurieuse et l'imputation diffamatoire dont je paraissais m'être rendu coupable aux yeux de la loi, le tribunal avait néanmoins invoqué à plusieurs reprises dans le dispositif de son jugement l'autorité du premier rapport de l'Académie. J'ai dit que ce rapport avait déclaré mon assertion concernant la déviation de Jenny Guéry dénuée de preuves suffisantes. Je pouvais donc espérer qu'un supplément de preuves consacrées par un nouveau rapport de l'Académie, réformant pour ainsi dire le premier, parviendrait à réformer aussi la décision des premiers juges. A cet effet, je me mis en devoir de démontrer cette fois avec les témoignages moins variables de l'anatomie et de la physiologie, que la difformité de Jenny n'avait été qu'une pure fiction, et je fis mon mémoire sur les déviations simulées. Dire ce que ce travail souleva d'opposition, de critique amère, acharnée, de dépit, de colère, ce serait faire l'histoire de deux mois des débats les plus orageux que l'Académie de médecine ait vus depuis son origine. On en aura une idée, mais une idée seulement, par les extraits des comptes rendus des séances annexés à ce travail. Malgré la modération, la haute probité et la science reconnue de l'honorable rapporteur de la commission, malgré l'autorité des commissaires, tous choisis parmi les sommités de l'anatomie et de la physiologie, malgré le grand nombre de faits, la rigueur des démonstrations; malgré l'approbation unanime de cette commission à laquelle on avait adjoint, sur sa demande, celle qui avait suivi le traitement de Jenny Guéry; enfin, malgré l'évidence, j'ose le dire, la mieux établie, d'une vérité incessamment obscurcie par toutes sortes de sophismes et incessamment reproduite dans sa clarté primitive, le débat a été prolongé avec une adresse perfide, et le vote solennel de l'Académie retardé avec un art inqualifiable jusqu'après le prononcé du jugement de la Cour d'appel. Des hommes haut placés dans la science et l'opinion n'avaient pas craint d'exprimer en pleine séance que je venais de faire faire un progrès à la science, et que l'Académie devait avoir le courage de le reconnaître : en vain j'avais fait toucher la vérité du doigt; en vain le rapport de la commission de l'Académie reconnaissait explicitement et formellement que la difformité de Jenny Guéry était factice; en vain la verve chaleureuse et mordante de M. Chaix-d'Est-Ange (1) venait de faire ressortir tout ce que ma première condamnation avait de déplorable pour la science, la morale et la raison; stériles efforts! Mes seconds juges, renfermés par le texte de la loi et la matérialité des délits dans un cercle de Popilius, ont confirmé la sentence des premiers. Ceux-ci avaient senti le besoin, pour légitimer

(1) M. Odilon Barrot, obligé de quitter Paris, avait désigné, pour le remplacer, M. Chaix-d'Est-Ange, vers lequel me portaient mes sympathies personnelles.

l'énormité d'une loi absurde, d'appeler en aide le premier rapport si perfidement neutre de l'Académie; ceux-là ont invoqué le second rapport si explicitement confirmatif de mes allégations, mais cette fois pour en infirmer la toute puissance, et ne laisser plus aucun doute sur le sens de ma condamnation. Quelle que soit l'opinion du corps savant saisi de cette affaire, ont-ils dit, c'est-à-dire quelle que soit la vérité des appellations injurieuses et des imputations diffamatoires, elles n'en conservent pas moins leur caractère, et à ce titre elles ne peuvent échapper à la répression de la loi.

Ainsi finit cette affaire qui n'avait probablement pas eu d'analogue dans les fastes de la science et les annales des tribunaux, mais dont le souvenir restera, nous l'espérons du moins, après les passions qui l'ont suscitée, et la loi qui les a servies.

Après le côté historique de mon mémoire, abordons son côté scientifique. Les personnes qui ont cherché à infirmer l'importance et l'autorité de mes recherches ont prétendu les réduire aux proportions d'une discussion personnelle. Mais cette prétention n'existait même pas dans l'esprit de ceux qui voulaient la faire accepter. Il n'y a pas de vérités d'occasion, et celles que j'ai établies n'ont pas encore été ébranlées. J'ai eu la prétention de démontrer que les déviations simulées et toutes les simulations qui s'y rapportent sont tout-à-fait différentes des déviations morbides : j'ai assigné les caractères différentiels à l'aide desquels il est toujours permis de les distinguer ; la critique la plus ardente, la plus persévérante n'est point parvenue à infirmer un seul des caractères que j'ai indiqués. Tous les hommes qui se piquaient de notions spéciales sur la matière ont dit chacun leur mot; chacun a exprimé ses doutes et envoyé ses remarques; on verra par le rapport si lumineux de M. Cruveilhier le cas que la commission a fait, et le cas que la science devait faire de toutes ces oppositions. Mais ce n'est pas seulement comme discussion exacte, rigoureuse, approfondie, que j'ai cherché à maintenir mon travail. Indépendamment de sa valeur comme œuvre d'analyse critique, il renferme encore des faits nouveaux d'anatomie, de physiologie et de pathologie qui lui donnent le caractère purement scientifique. J'y ai décrit quelques dispositions anatomiques nouvelles propres aux articulations des onzième et douzième vertèbres dorsales et à celle de la dernière lombaire avec le sacrum; j'y ai fait connaître deux mouvemens spéciaux de flexion et d'inclinaison latérales de la colonne, non encore déterminés jusqu'ici. Enfin on y trouvera la première application d'une loi pathologique que j'ai formulée depuis plus explicitement, de la loi de *corrélation des causes avec les formes* qu'elles déterminent dans toutes les difformités du système osseux. Déjà j'ai fait voir dans un certain nombre d'applications à quels résultats cette loi pourra conduire : je m'abstiens d'énoncer mes prévisions à son égard, parce qu'au lieu d'y voir l'effet d'une généralisation toute naturelle, on n'y trouverait que la formule d'une prétention débordant de beaucoup le cercle des travaux où j'ai paru jusqu'ici me circonscrire.

RAPPORTS

FAITS

A L'ACADÉMIE ROYALE DE MÉDECINE,

AU NOM D'UNE COMMISSION COMPOSÉE

DE MM. AMUSSAT, BRESCHET, BRICHETEAU, DOUBLE, PAUL DUBOIS, LONDE, OLIVIER (D'ANGERS), ORFILA, HUSSON, VELPEAU;

PAR M. CRUVEILHIER,

PROFESSEUR A LA FACULTÉ DE MÉDECINE DE PARIS.

PREMIER RAPPORT.

MESSIEURS,

Dans votre dernière séance, vous nous avez désignés, MM. Breschet, Amussat, Velpeau, Orfila et moi, pour vous faire un rapport sur un travail de M. J. Guérin ayant pour titre: *Mémoire sur les caractères différentiels des difformités artificielles et des difformités pathologiques de l'épine*. A cet effet, la commission s'est transportée à l'amphithéâtre de Clamart, où, les pièces pathologiques sous les yeux, elle a été en mesure d'apprécier la valeur des faits consignés dans le mémoire de M. J. Guérin, et des points de doctrine qui en sont la conséquence.

Le but de ce travail est d'établir: 1° qu'un certain nombre de déviations de la colonne vertébrale peuvent être simulées; 2° qu'il existe des signes certains à l'aide desquels on peut distinguer les déviations simulées des déviations morbides.

Les cas dans lesquels les déviations de l'épine peuvent être simulées ne sont pas rares. Aux motifs de fraude ou d'erreur rapportés par M. Guérin, j'ajouterai un fait qui s'est présenté à mon observation. J'ai été consulté successivement par plusieurs mères de famille qui venaient me demander conseil sur la taille déviée de leurs demoiselles. Un fabricant de corsets en renom venait de s'apercevoir de cette difformité, qui jusqu'à ce moment avait échappé aux yeux clairvoyans d'une mère. Mais comment en douter? On lui avait montré la taille déviée, un creux considérable entre la crête iliaque et les dernières côtes, une épaule et une hanche plus saillantes que l'épaule et la hanche du côté opposé. On conseillait d'ailleurs, comme remède infaillible, un certain corset qui triomphait à coup sûr de ce genre de maladie. Il m'a été facile de reconnaître et de signaler la supercherie en faisant incliner la jeune fille alternativement à droite et à gauche, et en déterminant un creux du côté où le faiseur de corsets avait montré une saillie, et réciproquement en ramenant la colonne vertébrale à sa rectitude la plus parfaite. Mais ce fait avait passé sous mes yeux sans que j'y eusse attaché une grande importance; et je ne m'étais nullement occupé de différencier les déviations morbides des déviations volontaires; je ne me doutais pas d'ailleurs qu'on pût recourir volontairement à ces sortes d'imitations.

Que s'il pouvait rester quelques doutes sur la possibilité de simuler les déviations latérales de la colonne vertébrale, il suffirait de jeter les yeux sur les quatre plâtres envoyés par M. Bouvier à l'Académie royale de Médecine le 22 septembre 1835, plâtres qui ont été pris sur deux sujets moulés dans deux attitudes différentes; deux des bustes offraient l'image d'une déviation latérale de l'épine portée à un haut degré; les deux autres représentaient les sujets droits; et dans la lettre qui accompagnait cet envoi, M. Bouvier disait que non seulement ces sujets ont pu être amenés en quelques minutes par de simples mouvemens volontaires à une position qui simulait, de la manière la plus trompeuse, des difformités considérables du tronc, mais qu'ils ont encore gardé d'eux-mêmes cette situation sans aucun moyen contentif, et même qu'ils se livraient à des mouvemens de locomotion.

Indépendamment des déviations *simulées par imitation* qu'on peut prendre et abandonner ou reproduire à volonté, M. Guérin admet encore des déviations *simulées par provocation*, c'est-à-dire, suivant le sens attaché à ce mot par MM. Marc, Orfila et tous les médecins légistes, des déviations simulées qui ont acquis un certain degré de permanence contre la volonté de ceux qui les portent. M. Guérin ne s'est occupé dans son mémoire que des déviations simulées par imitation et plus particulièrement des déviations latérales qui sont plus faciles à produire volontairement que les déviations antéro-postérieures qu'il appelle *excurvations* ou *incurvations*.

Or, les déviations simulées par imitation se distinguent des déviations morbides par des caractères tellement tranchés qu'il sera désormais impossible de les confondre. Les caractères différentiels sont les suivans :

1° Dans les déviations simulées, le siége de la déviation est toujours le même, à la région dorso-lombaire; courbure constamment unique et ayant son centre au niveau des dernières vertèbres dorsales ; absence de saillie ou gibbosité au niveau de la convexité de la courbure ; sillons ou plis de la peau ordinaiment au nombre de deux, toujours situés entre la crête iliaque et la dernière côte ; inclinaison considérable du tronc dont l'extrémité supérieure s'écarte beaucoup de la ligne de gravité ; élévation de la hanche du côté de la concavité lorsque le talon est détaché du sol, et raccourcissement proportionnel du membre abdominal correspondant.

2° Dans les déviations morbides, au contraire, siége variable de la déviation ; courbures toujours multiples et alternes dont une principale, les autres n'étant que supplémentaires ; présence constante de reliefs ou de gibbosités dorsales ou lombaires du côté de la convexité des courbures ; sillons cutanés moins prononcés et variables quant au siége comme les déviations elles-mêmes ; point ou peu d'inclinaison du tronc à raison des courbures supplémentaires ; élévation de la hanche presque insensible ou de quelques lignes seulement.

C'était beaucoup d'avoir établi d'une manière aussi positive les caractères à l'aide desquels on peut toujours distinguer les déviations morbides des déviations simulées ; mais pour donner à ce point de doctrine une base scientifique, il fallait déterminer la raison anatomique et physiologique de ces caractères différentiels. M. Guérin est parvenu à approfondir ce sujet difficile, et nous verrons qu'il a su jeter un jour nouveau sur les questions suivantes, encore inabordées.

Pourquoi les déviations simulées de l'épine offrent-elles une constance d'identité de caractères ? Pourquoi siégent-elles toujours à la région dorso-lombaire ? Pourquoi la courbure est-elle unique au lieu d'être multiple, comme dans les déviations morbides où l'on trouve toujours deux, trois, quatre inflexions alternes ?

Pourquoi cette absence constante de gibbosité ou de saillie des muscles, des côtes, des épaules, des apophyses transverses, inséparables des déviations morbides? Une pareille uniformité de résultats doit tenir, non seulement à des causes identiques, mais encore à certaines conditions anatomiques permanentes de la colonne et des agens qui la meuvent.

L'étude du mécanisme de la colonne vertébrale établit que les mouvemens de totalité de cette colonne ont pour centre le point de réunion de la région dorsale et de la région lombaire; c'était donc là que M. Guérin devait chercher les conditions anatomiques du mouvement de flexion latérale. Or, indépendamment des différences générales de forme et de direction que présentent les apophyses articulaires des vertèbres dorsales et celles des vertèbres lombaires, différences qui ont eu lieu brusquement, et sans transition, d'une région à une autre région, M. Guérin a remarqué des dispositions toutes spéciales dans les facettes articulaires de l'articulation de la onzième avec la douzième vertèbre dorsale : ces dispositions consistent (je cite textuellement) : « D'une part, dans la direction plus complétement perpendiculaire et transversale de ces facettes, et de » l'autre dans une espèce de rainure formée par un prolongement en haut et en devant du tubercule supérieur de l'apophyse transverse de la douzième vertèbre dorsale qui se recourbe à la façon d'un crochet, de manière à convertir en gouttière ou rainure transversale l'espace compris entre cet appendice et l'apophyse articulaire supérieure de la même vertèbre; dans cette rainure est reçu le bord inférieur de la facette articulaire de la onzième vertèbre dorsale, qui y glisse sans le moindre obstacle pendant les mouvemens de flexion latérale de la colonne. »

Votre commission a reconnu l'existence de cette double disposition, savoir : la direction plus complètement perpendiculaire et transversale des facettes articulaires, et la présence d'une rainure profonde au devant du tubercule apophysaire de la douzième vertèbre dorsale, lequel fait suite aux tubercules apophysaires des vertèbres lombaires, et remplace, quant à la douzième vertèbre dorsale l'apophyse transverse : ce sont deux faits anatomiques certains, positifs, et qui n'avaient pas été signalés.

Votre commission n'a point reconnu d'une manière aussi évidente, entre les onzième et douzième vertèbres dorsales, et entre quelques-unes des vertèbres qui les précèdent, « deux dépressions, espèces de prolongemens des facettes articulaires, » situées au-dessous et en devant des apophyses obliques supé- » rieures, au bord supérieur de la racine de l'apophyse épineuse, » et deux éminences articulaires correspondantes, formées par » le prolongement des apophyses obliques inférieures. ».

Quoi qu'il en soit de cette légère dissidence d'opinions, qui est sans importance quant au fond de la doctrine, il n'en est pas moins démontré, sous le point de vue anatomique aussi bien que sous le point de vue physiologique, que le centre des mouvemens de totalité de la colonne vertébrale et des mouvemens de flexion latérale en particulier a son siége aux limites de la région dorsale et de la région lombaire, et que, comme le fait remarquer M. Guérin, les muscles carrés des lombes, la masse commune aux sacro-lombaires long-dorsal et transversaires épineux, les grand et petit obliques, lesquels sont les agens de la flexion latérale, sont en quelque sorte circonscrits à cette région, ou du moins lui appartiennent d'une manière plus spéciale.

Après avoir ainsi éclairé la question du siége des déviations simulées, M. Guérin s'est occupé de la solution d'une question non moins importante : je veux parler de l'absence de relief ou de gibbosité dans les déviations simulées, et de sa constance dans les déviations pathologiques.

La gibbosité dorsale ou lombaire est un effet nécessaire du mouvement de torsion que subit l'épine dans toutes les déviations morbides, mouvement de torsion qui les suit comme l'ombre, pour me servir de l'expression de M. Guérin, à quelque degré et dans quelque région qu'on les observe, et qui est en raison directe du degré de cette déviation. On conçoit en effet que la colonne vertébrale ne peut éprouver ce mouvement de torsion sans soulever, du côté de la convexité, toutes les parties dures et molles avec lesquelles la portion tordue est en rapport, telles que les apophyses transverses, les côtes et les muscles, par contre sans déterminer une dépression des parties situées au niveau de la concavité. Une des conséquences les plus importantes de cette torsion, que le rapporteur de votre commission a eu l'occasion de constater dès l'année 1825 (voy. *Bulletin de la soc. anat.*, *Bibl. médic.*, janvier 1826; *Cours d'études anatomiques*, 1830, p. 254), c'est que les courbures de la colonne vertébrale, pathologiquement déviées, présentent de grandes différences à l'observateur, suivant qu'elles sont mesurées en arrière, c'est-à-dire le long de la ligne des apophyses épineuses, ou en avant, c'est-à-dire le long des corps des vertèbres. M. Guérin nous a même montré des sujets chez lesquels la colonne vertébrale, vue par derrière, ne présente aucune déviation appréciable, tandis que vue par devant elle offre des courbures extrêmement prononcées.

Y a-t-il un rapport constant qui puisse être représenté numériquement par une échelle de proportion entre les déviations des apophyses épineuses et les déviations des corps des vertèbres, de telle façon qu'on puisse, dans tous les cas possibles, résoudre ce problème : étant donnée la déviation des apophyses épineuses, déterminer le degré de déviation des corps des vertèbres? La commission invite M. Guérin, qui lui a fait part des principaux résultats auxquels il est parvenu à vouloir bien communiquer à l'Académie ses recherches à cet égard.

Le fait de la torsion, comme phénomène constant, primitif, capital, dans les déviations morbides de l'épine, étant bien établi, il s'agissait de l'interpréter, et c'est ce que M. Guérin me paraît avoir fait de la manière la plus satisfaisante.

On prouve, en effet, en physique, que lorsqu'on fléchit une tige sur une arète, ou dans le sens de sa plus grande épaisseur et de sa plus grande résistance, la tige, fixée par ses deux extrémités, éprouve dans les points diamétralement soumis à la force de flexion un mouvement de torsion, qui lui permet de présenter son côté ou sa face la moins épaisse et la moins résistante.

Eh bien! la colonne vertébrale, considérée sous le point de vue de sa structure, de ses dispositions articulaires, de ses muscles, qui, comme des ligamens actifs, résistent à la distension et tendent à rapprocher leurs points d'insertion, la colonne vertébrale, dis-je, se trouve parfaitement dans les conditions de cette tige.

Je me contenterai de ce simple aperçu, à l'exemple de M. Guérin lui-même, qui a fait de cette question, fondamentale en orthopédie, le sujet d'un mémoire particulier.

Rien de semblable ne s'observe dans les déviations simulées, qui ne sont autre chose que le résultat de mouvemens physiologiques : or, s'il n'existe pas, s'il ne peut exister, dans ce cas, des mouvemens de torsion du corps des vertèbres, par une conséquence nécessaire, le soulèvement des apophyses transverses, des côtes, des muscles et de la peau, qui constituent la gibbosité, doit manquer complètement.

Quant à l'unité, à l'uniformité des courbures dans les déviations simulées d'une part, à la diversité et au défaut d'uniformité dans les déviations morbides d'une autre part, est-il besoin de dire que la déviation simulée étant le simple résultat d'un mouvement physiologique, d'une attitude, d'une contraction musculaire volontaire, s'exerçant constamment sur la même partie de l'épine, toutes ces déviations doivent présenter identiquement les mêmes caractères, sauf le degré, et que les courbures de balancement ne sauraient instantanément s'établir ; que les élémens qui concourent à la formation des déviations latérales pathologiques étant, au contraire, très nombreux et très complexes, avec eux doivent incessamment se modifier les résultats, si bien qu'il est excessivement rare de rencontrer deux colonnes vertébrales déviées pathologiquement, offrant exactement les mêmes caractères ; que, dans les déviations morbides, les courbures de balancement ou supplémentaires sont une conséquence nécessaire de la présence d'une courbure principale, et ont pour but de reporter l'axe du tronc dans la ligne de gravité, d'où le défaut d'inclinaison de la partie supérieure du tronc?

Tel est, Messieurs, le résumé des faits principaux contenus dans le travail de M. Guérin. A l'appui de son mémoire. M. Guérin nous a présenté plusieurs pièces parmi lesquelles se trouvaient deux plâtres tirés de la collection de l'Académie. L'un a été moulé sur celui de Victoire Villemain, adressé à l'Académie par M. Bouvier, et offrant un exemple de difformité factice de l'épine ; l'*autre est celui de Jenny Guéry, qui fut soumise naguère à un traitement orthopédique sous les yeux d'une commission de l'Académie. Votre commission n'a pu s'empêcher de reconnaître que ces deux plâtres offrent une ressemblance parfaite, et appartiennent évidemment à la même classe de difformités, aux difformités factices.*

L'Académie regrettera sans doute que les nouvelles lumières fournies par M. Guérin, et qui ont porté la plus entière conviction dans l'esprit de tous les commissaires, ne lui aient pas été fournies plus tôt; grâces à des déterminations aussi précises que rigoureuses, M. Guérin a rempli la lacune qui existait dans la science orthopédique, au point que toute erreur paraît désormais impossible.

M. Guérin a même signalé un artifice qui, à lui seul, suffirait pour trahir la fraude : cet artifice, fort ingénieux d'ailleurs, a pour but de dissimuler l'inclinaison du tronc, si considérable dans les déviations factices, en coupant obliquement de bas en haut, et de gauche à droite ou de droite à gauche, suivant le côté de la flexion, la base des plâtres destinés à représenter les déviations simulées, de telle façon que l'extrémité supérieure du tronc soit ramenée dans l'axe vertical, sans diminuer en rien l'étendue de la flèche de la courbure. *Or, le plâtre de Jenny Guéry offre cette coupe oblique à un très haut degré.*

En conséquence, votre commission, après s'être livrée à un examen approfondi des faits consignés dans le travail de M. Guérin et des pièces présentées à l'appui, regarde comme parfaitement démontrées les propositions suivantes :

1° Il est facile d'imiter, jusqu'à un certain point, par de simples attitudes, les déviations latérales de l'épine.

2° Ces imitations imparfaites ont des caractères uniformes et spéciaux, à l'aide desquels on peut toujours les reconnaître.

3° Les caractères des déviations simulées ne se retrouvent jamais dans les déviations pathologiques, et réciproquement.

4° L'inspection seule d'un plâtre appartenant à une déviation factice suffit pour en faire reconnaître l'origne.

La commission conclut à ce que l'Académie accorde son approbation au travail de M. Guérin; elle propose en outre son insertion parmi les mémoires des savans étrangers.

Paris, ce 7 juin 1836.

Au nom de la commission,

CRUVEILHIER, *rapporteur*.

DEUXIÈME RAPPORT.

D'après la décision prise par l'Académie à la fin de la dernière séance, les deux commissions, savoir, celle chargée de faire un rapport sur le Mémoire de M. Guérin, et celle qui avait suivi, dans le temps, les effets du traitement Hossard, se sont réunies à l'amphithéâtre de Clamart.

M. Guérin a présenté aux commissaires réunis, auxquels se sont adjoints MM. Serres et Adelon, et les pièces naturelles, et les plâtres qu'il avait déjà produits devant la nouvelle commission. En outre, cédant à la prière de plusieurs membres, M. Guérin a bien voulu nous montrer sur lui-même de quelle manière il était possible de simuler une déviation latérale de l'épine. Tous les commissaires ont pu constater l'identité de la courbure que M. Guérin imprimait à sa colonne vertébrale et de celle des plâtres fournis comme exemples de déviations simulées.

M. Guérin a ensuite soumis aux commissaires cent plâtres représentant le plus grand nombre des difformités de la taille, et cela dans toutes leurs nuances, depuis le degré où elles sont à peine appréciables jusqu'à celui où elles constituent une difformité considérable. Eh bien! dans aucun de ces cent cas les règles établies relativement à la distinction entre les déviations simulées et les déviations morbides n'ont été trouvées en défaut, au moins pour la majorité de la commission.

Préalablement à l'examen de ces cent plâtres, une discussion s'était engagée au sujet des conclusions soumises dans la dernière séance à la sanction de l'Académie; et la question ayant paru suffisamment éclairée, M. Double, l'un des commissaires, a été prié de recueillir les voix. Sur onze commissaires, neuf ont voté pour l'adoption intégrale des conclusions du rapport; une minorité composée de deux membres, tout en approuvant d'une manière générale les caractères différentiels établis par M. Guérin entre les déviations simulées et les déviations morbides, a pensé qu'il pouvait se rencontrer des cas où la distinction serait impossible. En conséquence, elle aurait désiré des restrictions à plusieurs de ces conclusions, et nommément la suppression des mots *toujours* et *jamais* de la deuxième et de la troisième proposition.

Paris, ce 10 juin 1836,

Au nom de la commission.

CRUVEILHIER, *rapporteur.*

TROISIÈME RAPPORT.

L'Académie ayant décidé, dans une de ses dernières séances, que plusieurs lettres qui lui ont été adressées au sujet de la discussion sur les déviations simulées seraient renvoyées à l'examen des deux commissions, et l'objet d'un nouveau rapport supplémentaire, vos deux commissions se sont réunies plusieurs fois à cet effet; et, avant de vous faire connaître les conclusions définitives auxquelles elles se sont arrêtées, elles ont cru devoir vous présenter le résumé des nouveaux documens qu'elles ont été chargées d'examiner.

Ces documens se composent : 1° d'une lettre de M. Hossard; 2° d'une lettre de M. le docteur Lachèze; 3° de trois lettres de M. le docteur Bouvier, auxquelles la commission a cru devoir joindre une quatrième lettre de M. Bouvier, qui avait été adressée à l'Académie le 22 septembre 1835; 4° de deux lettres de M. le docteur J. Guérin.

Lettre de M. Hossard, datée du 14 juin 1836. — Dans cette lettre, M. Hossard s'excuse de n'avoir pas le temps de répondre, par un *travail scientifique*, au mémoire de M. Guérin sur les courbures artificielles, et d'ajouter ainsi la démonstration aux exemples de courbures simples et pathlogiques du rachis cités dans Delpech, Jalade-Lafond et Pravaz.

Il demande si, dans le cas de courbures simulées, ces courbures pourraient résister à la suspension par les bras et aux tractions exercées en même temps sur les jambes, ainsi qu'on l'a pratiqué sur Jenny Guéry; si une courbure simulée pourrait toujours rester la même dans toutes les inflexions qu'on peut donner au rachis, à droite, à gauche, en avant, en arrière, ainsi que cela a encore été pratiqué sur Jenny Guéry;

Si une déviation simulée peut être près de cinq mois à disparaître, lorsque durant tout ce temps on emploie une force très grande pour la combattre, ainsi qu'ont pu s'en convaincre les commissaires, qui, à toute heure et sans en instruire, venaient visiter Jenny Guéry, trouvaient toujours l'appareil en permanence, et remarquaient la rougeur causée à la peau par l'application des courroies.

Relativement à la coupe oblique du plâtre, M. Hossard met sous les yeux de la commission un dessin qui représente le tronc de Jenny Guéry, et soutient que l'obliquité de la base du plâtre est déterminée par *l'inclinaison du tronc vers la droite, et nullement par une échancrure ou rognure de cette base*; qu'elle n'est autre chose qu'une coupe à vive arête pratiquée dans le but de faire tenir le plâtre debout, ainsi qu'on l'a pratiquée à tous les autres.

Comment d'ailleurs supposer, ajoute M. Hossard, que quinze commissaires, tantôt isolés, tantôt réunis, aient pu reconnaître comme conforme au sujet et signer un plâtre qui, rogné comme on le suppose, n'aurait point offert la même inclinaison que Jenny Guéry, surtout lorsqu'il était debout sur une table, ainsi qu'on le plaçait d'ordinaire pour l'examiner?

Tel est le contenu de la lettre de M. Hossard.

LETTRE DU DOCTEUR LACHÈZE. 14 juin 1836. — Dans cette lettre, M. Lachèze établit qu'il y a deux espèces de coubures de la colonne vertébrale : les unes sont produites par une altération essentielle et primitive des parties constituantes de cette colonne : les autres sont le résultat d'une action irrégulière des muscles, c'est-à-dire d'exercices vicieux et de fausses positions. Pour les premières, nul doute, dit M. Lachèze, que l'élévation et l'écartement des côtes, le soulèvement de l'omoplate et l'élévation de la hanche du côté de la convexité de la courbure, une disposition inverse du côté opposé, le tout joint à cette espèce de torsion qu'éprouvent les vertèbres autour de leur axe, constituent une lésion qu'on ne saurait imiter avec une colonne vertébrale bien conformée. Pour les secondes, c'est-à-dire pour les courbures par fausses positions ou attitudes vicieuses, il admet qu'une personne à taille souple peut assez bien les simuler pour laisser du doute à cet égard, de même que, sur le torse de jeunes filles entièrement difformes, on peut, à l'aide de certaines attitudes, de certains artifices de position, donner à leur colonne vertébrale une direction telle que le plâtre dissimule toute difformité.

Il conclut en disant que, bien que M. Guérin ait spécifié d'une manière très scientifique les caractères distinctifs des courbures du rachis, il y aurait quelque danger à appliquer ses assertions à la totalité des déformations de la taille, et qu'en adoptant de prime abord les opinions de cet honorable confrère, l'Académie refroidirait le zèle de ceux qui s'occupent d'orthopédie, et qui craindraient de choquer ce corps savant en remettant en doute des questions qu'elle aurait résolues et en franchissant les limites qu'elle aurait posées.

Première lettre de M. Bouvier, du 22 septembre 1835. — Cette lettre a été adressée à l'Académie à l'occasion de l'enquête morale ordonnée par elle sur les faits relatifs à trois cas de déviations du rachis traitées par la ceinture à levier (méthode de M. Hossard). Cette lettre fut accompagnée de l'envoi de quatre moules en plâtre, bien propres à jeter quelque jour sur les questions graves soulevées à cette occasion. Chaque paire de moules représente le même sujet dans deux états bien opposés : l'un des deux bustes est l'image d'une déviation latérale du rachis portée à un haut degré, l'autre ne diffère pas sensiblement de l'état normal. Or, les deux sujets sur lesquels avaient été pris ces moules en plâtre étaient naturellement droits et parfaitement conformés, et l'incurvation présentée sur l'un des moules résulte uniquement de la pose qui lui avait été donnée. L'un de ces moules, qui offre une si grande ressemblance avec Jenny Guéry, appartient à Victoire Villemain, dont il a été si souvent question dans le premier rapport. M. Bouvier ajoute que, non seulement ces sujets gardaient d'eux-mêmes, sans aucun moyen contentif, une position qui simulait de la manière la plus trompeuse des difformités considérables du tronc, mais qu'ils pouvaient encore se livrer à des mouvemens de locomotion en conservant leur attitude vicieuse comme si elle leur était naturelle, l'abandonner et la reproduire à volonté.

Dans cette première lettre, M. Bouvier avait pour but de prouver, d'une part, la possibilité des courbures artificielles, et d'une autre part la possibilité de distinguer les inflexions volontaires des déviations morbides proprement dites.

Deuxième lettre de M. Bouvier, du 14 juin 1836. — Cette lettre a été adressée à l'Académie à l'occasion du rapport qui lui a été fait sur le mémoire de M. J. Guérin, par la première commission, et des discussions qu'il a provoquées.

M. Bouvier, envisageant d'abord cette question sous le point de vue purement scientifique, se demande s'il existe des caractères certains propres à faire distinguer sur les moules des sujets les déviations réelles des déviations simulées. La solution de cette question est facile, dit M. Bouvier, pour la courbure en *S*, lorsque les deux courbures sont l'une et l'autre très-prononcées; mais il n'en est pas ainsi dans les déviations à courbure latérale unique, et même dans les courbures multiples, lorsqu'un des arcs est beaucoup plus marqué que les autres.

A l'appui de cette proposition, M. Bouvier parle d'une déviation de l'épine à courbure unique, comprenant la région lombaire et la presque totalité de la région dorsale, avec renversement du bassin du côté de la convexité de la courbure, de manière que le haut de l'épine revient dans la ligne verticale de gravité, ou reste même en-deçà de cette ligne, au lieu de pencher dans le sens de la concavité de la courbure. Il rapporte un cas de déviation de cette espèce, observé par lui, sur un enfant de vingt-six mois, conjointement avec MM. Laugier, Duval et Heurteloup. Cette déviation, dit M. Bouvier, était accompagnée d'une grande résistance au redressement et d'une gibbosité costale prononcée. Je ferai remarquer que c'est le seul cas que M. Bouvier ait observé de claudication par l'inclinaison du bassin, et il y avait une forte gibbosité.

M. Bouvier a, en outre, adressé à l'Académie trois moules, dont deux de déviations pathologiques, qu'il considère comme à une seule courbure, et le troisième d'une déviation simulée prise sur un enfant de neuf ans. Les apparences, dit M. Bouvier, qui distinguent les deux premiers du troisième ne diffèrent que du plus ou moins, en sorte que si l'on avait *forcé* l'attitude du sujet dans le moule simulé, ou si on l'avait un peu outrée dans les autres, la similitude serait complète. M. Bouvier cite encore, à l'appui de ces considérations, deux des plâtres provenant de trois sujets présentés par M. Tavernier, lesquels, suivant M. Bouvier, offriraient des exemples de déviations à courbure unique.

M. Bouvier signale ensuite les moyens de dissimuler, de diminuer ou d'exagérer les déviations morbides, de manière à leur imprimer certaines apparences des déviations simulées.

Quatre plâtres mis sous les yeux de l'Académie, dans sa séance extraordinaire, attestent qu'on peut altérer et même défigurer complètement certains caractères des déviations morbides, au point de rendre leur détermination fort difficile.

Abordant la question de savoir si le plâtre de Jenny Guéry représente une déviation factice, M. Bouvier reconnaît une identité absolue entre ce moule et ceux des déviations factices. Il avait signalé, il y a trois mois, l'identité la plus parfaite entre le moule de Jenny Guéry et celui de Victoire Villemain; mais doit-on conclure de cette identité que le moule de Jenny Guéry appartient à une déviation factice? M. Bouvier croit qu'on peut opter entre ces deux interprétations : ou bien admettre que le plâtre de Jenny Guéry appartient à une déviation factice complètement simulée, ou bien admettre que ce plâtre appartient à une déviation factice produite par une forte exagération d'une courbure pathologique réelle. « Pour moi, » dit M. Bouvier, il me paraît évident que les *caractères outrés,* » *indices certains d'une attitude forcée,* qui se remarquent sur » le moule de cette fille, s'accordent également bien avec l'une » et l'autre hypothèse. »

Une troisième et une quatrième lettres ont encore été adressées à l'Académie par M. Bouvier. La troisième lettre a pour objet l'histoire d'un cas curieux de déviation considérable de l'épine, avec courbure principale dans la région dorso-lombaire et quatre courbures très-visibles à la partie antérieure du tronc, et presque inappréciables en arrière par la direction des apophyses épineuses. Pendant la vie, le sujet avait le tronc tellement incliné du côté droit, qu'il ne conservait l'équilibre qu'en s'appuyant sur un bâton qu'il tenait de la main droite.

La pièce pathologique a été mise sous les yeux de l'Académie. M. Bouvier donne ce fait comme un exemple incontestable de déviation pathologique de l'épine à une seule courbure, et sans courbure de balancement suffisante pour rétablir l'équilibre.

La quatrième et dernière lettre de M. Bouvier est exclusivement relative à la coupe oblique des plâtres de Jenny Guéry et de Victoire Villemain. Suivant M. Bouvier, cette disposition peut être aussi bien le résultat d'une section horizontale du plâtre pendant une attitude où le bassin est incliné d'un côté, que le résultat d'une coupe artificielle. Le plâtre de Victoire Villemain a été pris dans une attitude semblable. Le sujet était debout, reposait sur la pointe du pied gauche, pendant que le genou droit était fléchi et que le tronc était fortement incliné à gauche.

Lettres de M. Guérin. — Les deux lettres de M. Guérin renferment des développemens et des observations qui ont pour but de préciser et de rappeler à ses véritables termes la question traitée par l'auteur, et de répondre aux différentes objections qui ont été adressées au rapport de la commission, soit par divers membres de l'Académie, soit par les auteurs des lettres dont je viens de donner l'analyse. Comme la plupart des observations de M. Guérin doivent être reproduites dans la discussion à laquelle nous allons nous livrer, nous nous réservons, pour prévenir des répétitions, de vous les faire connaître au fur et à mesure que l'occasion de les appliquer se présentera.

Tel est, Messieurs, le contenu des lettres que vous avez renvoyées à l'examen des deux commissions réunies. Il a paru à vos commissions que les objections renfermées dans ces diverses lettres, et celles adressées au rapport par plusieurs membres de l'Académie, peuvent se résumer dans les trois chefs suivans :

1° Il peut exister des déviations latérales à une seule courbure : les planches des ouvrages de Delpech, de MM. Lafont et Pravaz, l'opinion de ces auteurs et celle de MM. Lachèze et Bouvier, quelques faits présentés par M. Bouvier, témoignent en faveur de cette proposition.

2° Il peut exister des déviations récentes ou spontanées à une seule courbure, sans torsion appréciable des vertèbres : tels sont les exemples cités par M. Villermé, et ceux des déviations produites par contracture musculaire, observés par MM. Petit, Alard, Guersant.

3° Enfin on peut modifier, dissimuler ou exagérer les déviations réelles, au point de faire confondre les plâtres provenant de ces difformités avec ceux des déviations simulées, ou au moins de rendre cette distinction difficile : telle est l'opinion de MM. Lachèze et Bouvier.

La commission a examiné ces trois chefs d'objections, sous le double point de vue et de la réalité des faits allégués, et de leur degré d'importance dans la discussion qui nous occupe.

Voici le résultat de notre examen sous ce double rapport :

L'existence des déviations latérales à une seule courbure a été appuyée sur l'opinion et sur les dessins publiés par quelques auteurs, et sur les observations de MM. Bouvier et Lachèze.

Or, la commission a examiné avec le plus grand soin les planches de l'atlas de Delpech, celles de MM. Lafont et Pravaz, et elle n'a trouvé dans aucune d'exemple de courbure unique. Les planches de Delpech représentent matériellement le contraire de ce qu'on a cru y voir; toutes offrent, à des degrés plus ou moins marqués, des déviations à plusieurs courbures.

Quant à la planche de l'ouvrage de M. Pravaz, elle a été empruntée, comme l'auteur le dit lui-même, au docteur Shaw, et ni l'original ni la copie ne nous ont permis de méconnaître un exemple de déviation à plusieurs courbures. L'explication de l'erreur où ces auteurs sont tombés est fort naturelle et découle de ce fait, que j'avais déjà constaté et que M. Guérin a mis surtout en évidence, savoir : que les courbures de la colonne vertébrale ne sont jamais énumérées par celles des apophyses épineuses, en sorte que des déviations supposées jusqu'ici à une seule courbure en avaient une seconde, une troisième, trop peu considérables pour qu'on pût les apprécier par la région postérieure de la colonne vertébrale. La pièce pathologique, présentée par M. Bouvier comme un exemple de déviation latérale à une seule courbure vient précisément à l'appui de ces réflexions; car, suivant M. Bouvier lui-même, vue en avant, elle offre quatre courbures, dont une seule est appréciable en arrière.

Quant aux plâtres envoyés par M. Bouvier et à ceux de M. Tavernier, cités comme des exemples de courbures uniques, ou bien ces plâtres offrent des degrés de déviations si faibles encore qu'elles pouvaient exister sans courbures de balancement appréciables, ou bien ils présentent plusieurs courbures caractérisées par les premiers indices de la torsion et des reliefs musculaires consécutifs, indices que votre commission n'a pu s'empêcher de reconnaître.

Nous ajouterons, pour compléter la démonstration :

1° L'observation de tous les squelettes appartenant à des individus déviés, de tout âge et de tout sexe, que j'ai pu me procurer, soit dans le muséum Dupuytren, soit dans celui de Clamart, squelettes dont aucun ne m'a offert de déviation à courbure unique ;

2° Une preuve physique, qui appartient à M. Guérin, et qui établit l'impossibilité d'une courbure unique un peu prononcée, bornée à une portion de l'épine seulement, sans courbure de balancement, savoir : que le passage de la partie courbée d'une tige à la ligne droite ne peut s'effectuer qu'au moyen d'un angle ou d'une autre courbure en sens inverse, à moins que la tige tout entière ne participe à l'arc de courbure.

Mais admettons un moment qu'il puisse exister des déviations du rachis à courbure unique. Quels en sont les caractères, et quelle serait leur importance dans la question qui nous occupe? Suivant le seul fait rapporté par M. Bouvier, il y a, dans la déviation dorso-lombaire à courbure unique, un renversement du bassin du côté de la convexité, et de plus (remarquez bien ceci) *une gibbosité dorso-lombaire* proportionnée au degré de courbure, et enfin un retour de l'extrémité supérieure du tronc dans la verticale, et même un écartement de cette extrémité qui peut rester en-deçà de la ligne de gravité. Vous voyez, Messieurs, que même dans la supposition de déviations latérales pathologiques à une seule courbure, il y aurait toujours possibilité de les distinguer des déviations simulées ; car, ainsi que l'a fait remarquer M. Guérin, « les distinctions établies entre deux ordres de faits, dans les sciences d'observation, ne sont pas » établies sur un caractère seulement, mais sur un ensemble » de caractères dont un ou quelques-uns peuvent manquer et » être suppléés par la présence des autres. C'est ainsi qu'à sup-

» poser qu'il pût y avoir des déviations marquées à une seule » courbure, il y aurait toujours l'ensemble des caractères tirés » du siége de la courbure, de son étendue, de la direction du » tronc, de la torsion des vertèbres, du soulèvement des par- » ties latérales du côté convexe, de leur dépression du côté » concave, et de l'absence des plis de la peau du côté de la » concavité. »

Le second chef d'objections comprend les déviations récentes ou spontanées survenues à la suite de coxalgie ou par contractures musculaires, dont les formes seraient susceptibles de ressembler à celles des déviations simulées. Je ne puis mieux répondre à ces objections qu'en citant textuellement le passage de la lettre de M. Guérin qui a trait à ce point de pratique : « J'ai eu occasion, dit-il, d'observer un assez grand nombre » d'exemples de déviations consécutives à la coxalgie, et tou- » jours j'y ai trouvé plusieurs courbures avec torsion de l'épine. » Ces sortes de déviations offrent, en outre, un caractère tout » spécial : la hanche du côté malade est élevée, proéminente, » globuleuse, par suite de la maladie articulaire. Une obser- » vation incomplète et préoccupée a pu seule invoquer l'a- » nalogie de cet ordre de faits avec les formes des déviations » simulées.

» Quant à la flexion de l'épine par suite de contracture mus- » culaire, ce n'est que par le plus étrange abus de mots et » par la plus étrange confusion des choses que l'on est parvenu » à placer cette maladie parmi les déviations latérales de l'épine » et lui donner cette dénomination. Quand on en vient à des » substitutions de ce genre, il faut bien rappeler les choses à » leur véritable sens et à leur stricte définition. Or, on entend » par déviation latérale de l'épine cet état pathologique où un » certain nombre de vertèbres décrivent un ou plusieurs arcs

» latéraux en dehors de la verticale, tandis que le reste de la
» colonne et le tronc tout entier sont maintenus dans la ligne
» de gravité. La flexion latérale de l'épine consiste, au con-
» traire, dans l'inclinaison du tronc à droite, ou à gauche, au
» moyen des articulations naturelles du rachis, et sans aucun
» des caractères inséparables des déviations pathologiques.
» Cette distinction est si rigoureuse, que beaucoup d'anciens
» auteurs, et aujourd'hui même encore les Anglais et les Alle-
» mands, regardent les déviations latérales comme des luxa-
» tions ou des sub-luxations des vertèbres, et n'y voient au-
» cune analogie avec la flexion latérale du rachis. Je n'ai donc
» pas dû prendre en considération les rapports de formes qu'il
» pouvait y avoir entre une flexion volontaire et une flexion
» spasmodique du rachis, quand j'ai dit qu'il n'y avait aucune
» ressemblance entre la véritable déviation pathologique et la
» déviation simulée. La flexion de l'épine par contracture et la
» déviation latérale appartiennent à deux ordres de faits, de
» cause, de siége, de marche, de forme et de traitemens diffé-
» rens, et ne peuvent par conséquent être confondues sous la
» même dénomination. »

Ces considérations, empruntées à la lettre de M. Guérin, nous ont paru suffisantes pour vous convaincre que les faits relatifs à la flexion latérale du rachis par contracture doivent être écartés de la question par une fin légitime de non-recevoir; qu'en un mot les déviations musculaires de la colonne vertébrale ne sauraient être rapprochées des déviations osseuses, pour me servir du langage énergique et précis de M. Castel.

Enfin le troisième chef d'objections, relatif aux modifications que l'on peut faire subir aux déviations morbides, dans le but d'en altérer, modifier, dissimuler ou exagérer les formes, et de les rendre difficiles à distinguer, sur le plâtre, d'avec les déviations simulées, ce troisième chef d'objections a paru à votre commission devoir être indiqué plutôt qu'approfondi, comme n'ayant aucun trait à la question pendante devant l'Académie. De quoi s'agit-il, en effet, dans le mémoire de M. Guérin et dans le rapport auquel il a donné lieu? de prouver qu'il existe *des caractères positifs pour distinguer les déviations latérales réelles des déviations simulées par imitation.* Toute la thèse a été limitée à deux termes de comparaison nets et précis, savoir : les *déviations latérales morbides* et les *déviations simulées par imitation.* Toutes les questions relatives aux combinaisons de formes et de reliefs multiples qu'il est impossible d'imprimer à la colonne vertébrale, aux déviations simulées par exagération ou aux déviations dissimulées, lui sont complètement étrangères.

Du reste, Messieurs, votre commission est convaincue qu'à l'aide des caractères différentiels établis par M. Guérin, il sera toujours possible de distinguer les déviations simulées par exagération des déviations purement simulées et des déviations naturelles.

En ce qui concerne le fait particulier de Jenny Guéry, votre commission n'a trouvé, ni dans la discussion, ni dans les lettres, ni dans les faits qui lui ont été soumis, aucun élément qui dût changer la conviction qu'elle vous a exprimée. La seule explication qu'on ait essayé de donner est relative à la coupe oblique du plâtre, qu'on a attribuée à l'obliquité du bassin. Cette explication, fût-elle plausible, ne suppléerait en aucune manière à l'absence des autres caractères de la déviation pathologique, qui manquent si complètement sur le plâtre de Jenny Guéry. Cette explication est d'ailleurs dénuée de toute vraisemblance et se trouve démentie par les autres circonstances du fait. L'auteur, en effet, a été obligé de supposer que le tronc était *incliné à droite.* Or, il est constant que la partie supérieure du tronc était fortement inclinée à gauche, c'est-à-dire du côté de la concavité. Le plâtre offre tous les indices d'une forte flexion latérale gauche. Ainsi la distance de l'aisselle et de la crête du bassin est de quatre pouces à gauche et de neuf pouces environ à droite.

Si l'on considère d'ailleurs que, dans l'hypothèse de la coupe horizontale de la base du plâtre, l'inclinaison du bassin serait de quatre pouces environ; qu'un arc de cercle de quatre pouces, mesurant le degré d'inclinaison du bassin, tout près du centre du mouvement, aurait dû être de huit à neuf pouces à l'extrémité du rayon représenté par la colonne vertébrale; que, par la même raison, l'extrémité supérieure du tronc aurait dû s'écarter à droite, de huit à neuf pouces de la verticale, on verra que l'équilibre ne pouvait subsister avec de pareilles conditions. Cependant, malgré ces raisonnemens et malgré les figures explicatives que M. Guérin a présentées à vos commissaires, il aurait pu rester encore quelques doutes dans l'esprit du rapporteur de votre commission relativement à la coupe oblique des plâtres de Jenny Guéry et de Victoire Villemain; et ces doutes lui avaient été surtout suggérés par la quatrième lettre de M. Bouvier, qui pense que cette coupe peut être aussi bien le résultat d'une section horizontale des plâtres pendant que le bassin est incliné d'un côté, que le résultat d'une coupe artificielle. L'expérience seule pouvait résoudre toutes les difficultés à cet égard : *Physica physice demonstranda.*

Votre rapporteur s'est donc transporté à la Muette, où, sur sa prière, M. Guérin a fait venir un modèle de dix-neuf à vingt ans, appelé Joséphine Cayeux. Cette fille prit et reprit vingt fois de suite, tantôt d'un côté, tantôt de l'autre, l'attitude simulant une déviation latérale de l'épine ; elle marcha, se livra à toute espèce de mouvemens, sans que les caractères et les apparences de la difformité fussent le moins du monde altérés. Votre rapporteur s'assura ensuite que la suspension par les bras et les tractions exercées sur les membres inférieurs ne faisaient pas disparaître la courbure simulée de l'épine. Après toutes ces expériences, Joséphine Cayeux a été moulée dans l'attitude vicieuse, le sujet se tenant sur la pointe du pied gauche pendant que le genou droit était fléchi ; et le résultat de cette opération fut le plâtre que j'ai l'honneur de soumettre à l'Académie, et dont l'identité parfaite avec celui de Jenny Guéry ne saurait être contestée.

Votre rapporteur s'est convaincu que, malgré l'inclinaison donnée au bassin par l'élévation de la hanche gauche et l'abaissement de la hanche droite, la section horizontale du plâtre n'a pu produire, à beaucoup près, la direction oblique qu'on trouve dans les moules de Jenny Guéry et de Victoire Villemain. Il a fallu recourir à la coupe oblique indiquée par M. Guérin, et retrancher de la base du plâtre la portion triangulaire que j'ai l'honneur de vous présenter.

Tels sont, Messieurs, les développemens que nous avons cru devoir vous présenter en réponse aux objections adressées à notre premier rapport, et qui en forment le complément nécessaire. Nous nous sommes applaudis, dans l'intérêt de la science, de la controverse à laquelle a donné lieu notre premier rapport, les discussions qui se sont élevées à ce sujet nous ayant fourni de nouveaux élémens de conviction et ayant servi comme de contrôle à la vérité. Vos deux commissions réunies, après avoir pris connaissance de tous les faits relatifs à la question qui leur était soumise, sans rien changer au fond des conclusions de leur premier rapport, ont cru devoir donner à ces conclusions une forme moins absolue, et par conséquent plus rigoureuse. Ainsi modifiées elles ont été adoptées à l'unanimité par tous les commissaires réunis. Voici ces conclusions :

1° Il est facile d'imiter jusqu'à un certain point, par de simples attitudes, les déviations latérales de l'épine.

2° Les imitations imparfaites de ces déviations offrent des caractères dont l'ensemble permet de les reconnaître lorsqu'elles sont portées à un certain degré.

3° L'ensemble des caractères propres aux déviations simulées ne se retrouve point dans les déviations pathologiques, et réciproquement.

4° L'inspection seule d'un plâtre provenant d'une déviation factice portée à un certain degré suffit pour en faire reconnaître l'origine.

Les trois rapports qu'on vient de lire ont été adoptés par l'Académie, avec les modifications suivantes dans les conclusions :

1° Les déviations simulées offrent des caractères dont l'ensemble permet de les reconnaître lorsqu'elles sont portées à un certain degré.

2° L'ensemble des caractères propres aux déviations simulées ne se retrouve point dans les déviations pathologiques, et réciproquement.

3° L'Académie accorde son approbation au mémoire de M. Guérin et vote son insertion dans le recueil de ses mémoires.

Paris, ce 16 août 1836.

Au nom de la commission.

CRUVEILHIER, *rapporteur.*

MÉMOIRE

SUR LES

DÉVIATIONS SIMULÉES

DE LA COLONNE VERTÉBRALE,

ET LES MOYENS DE LES DISTINGUER

DES DÉVIATIONS PATHOLOGIQUES.

On sait qu'un grand nombre d'affections peuvent être simulées (1) ou provoquées. La médecine légale s'est attachée avec raison dans ces derniers temps à rechercher les caractères à l'aide desquels on peut reconnaître les falsifications de ce genre. Jusqu'ici personne ne s'était occupé de savoir si on peut simuler ou obtenir artificiellement des difformités de l'épine, et s'il existe des caractères propres à distinguer ces difformités de celles que produit spontanément la nature. Cette question, entièrement neuve, n'est pas sans importance. Outre qu'elle se rattache à quelques points intéressans d'anatomie et de physiologie encore peu approfondis, elle est destinée à prévenir des abus de différens genres. Sans parler de tous les motifs qui peuvent faire recourir à ces sortes de fraudes, il en

(1) On entend, en médecine légale, par maladies simulées, celles que l'on feint d'avoir en imitant plus ou moins bien les symptômes de la maladie réelle. Les auteurs ont divisé les maladies simulées en *simulées par imitation, par provocation, par exagération*. Dans le premier cas, la maladie n'existe pas, elle est feinte; dans le second, elle est réelle; mais elle est l'effet de l'artifice; elle a été provoquée dans un dessein quelconque; dans le troisième, il y a un degré quelconque de maladie réelle, avec un degré ordinairement plus considérable de simulation. (Marc, Orfila, Devergie, Sédillot, etc.)

est qui paraissent s'être présentés quelquefois et qui justifient l'examen auquel je vais me livrer. Ainsi, des individus qui cherchaient à se faire exempter de la conscription sont parvenus à diminuer la hauteur de leur taille en simulant une déviation latérale de l'épine. Nous rapporterons plus bas un fait de ce genre. N'en est-il pas d'autres encore qui, voulant prouver une grande habileté à guérir certaines difformités du rachis, sont parvenus à faire prendre pour des déviations réelles, de simples résultats d'attitudes différentes? On verra plus tard que cette supposition n'est pas sans fondement.

Toutes les espèces de difformités de l'épine ne peuvent pas être également simulées ou provoquées. L'excurvation simple, l'excurvation anguleuse et l'incurvation (1), laissent peu de ressources à l'imitation. Cependant, il ne serait pas absolument impossible de feindre ou de provoquer l'excurvation et l'incurvation. De même que la flexion habituelle du

---

(1) Le langage scientifique à l'égard des difformités de l'épine n'est pas encore bien fixé. Jusqu'ici on avait employé indistinctement des mots vagues et qui se contredisaient souvent, pour exprimer les mêmes choses. Ainsi, on donnait sans discernement le nom de *déviation*, d'*incurvation*, de *courbure*, de *torsion*, de *gibbosité*, à des formes morbides tout à fait différentes. J'ai cherché à préciser cette nomenclature.

J'appelle en général *difformités de l'épine*, toutes les directions pathologiques du rachis. Je désigne en particulier par *déviation latérale*, tout écartement latéral de la colonne, de son axe normal. Je réserve le terme de *courbure* pour les différens arcs alternés que décrit l'épine dans les déviations latérales : la *courbure supérieure*, *moyenne* ou *inférieure*, etc. J'appelle *déviation postérieure* ou *excurvation*, toute saillie de l'épine directement en arrière avec concavité en avant. L'*excurvation* est *régulière* quand la colonne décrit un arc régulièrement arrondi; elle est *anguleuse*, quand il y a saillie d'une ou de plusieurs apophyses épineuses et flexion du tronc en avant, par suite de l'affaissement d'un ou de plusieurs corps de vertèbres. Enfin, j'entends par *déviation antérieure* ou *incurvation*, la disposition opposée à l'excurvation; c'est-à-dire la saillie en dedans et en avant d'une portion du rachis, et par conséquent une concavité regardant en arrière. Le terme de *courbure* s'applique également aux arcs alternatifs dont se composent les déviations antérieure et postérieure. Cette terminologie générale comprend d'autres applications particulières que j'ai exposées ailleurs avec plus de détail.

tronc en avant ou en arrière finit par produire le dos voûté et la cambrure des lombes, de même ces attitudes portées au-delà de la limite physiologique et prolongées à dessein finiraient par amener des résultats analogues. Mais nous ne nous occuperons pas ici de ces espèces de difformités. Nous nous bornerons à l'examen des déviations latérales de l'épine, comme étant celles qui offrent le plus de ressources à l'imitation. La possibilité de simuler instantanément des déviations latérales de l'épine offrant quelques apparences des déviations pathologiques n'est pas douteuse: M. le docteur Bouvier, voulant prouver la facilité avec laquelle on peut produire ces imitations, envoya le 22 septembre 1835, à l'Académie royale de médecine, quatre plâtres pris sur deux sujets moulés dans deux attitudes différentes; deux des bustes offraient l'image d'une déviation latérale de l'épine portée à un haut degré; les deux autres représentaient les sujets droits. Dans sa lettre d'envoi, M. Bouvier écrivait ce qui suit: « Non-seulement ces sujets ont pu être amenés en quelques minutes, par de simples mouvemens volontaires, à une position qui simule de la manière la plus trompeuse des difformités considérables du tronc; mais ils ont encore gardé d'eux-mêmes cette situation sans aucun moyen contentif, en même temps qu'ils se livraient à des mouvemens de locomotion. »

Quelques jours après l'envoi de M. Bouvier à l'Académie, M. Mille, d'Aix, me communiquait le fait suivant:

« En 1820, un jeune homme vint me consulter : il était âgé de 21 à 22 ans, et affecté d'une déviation de l'épine à droite, formant une seule courbure, qui partait du sacrum et allait se résoudre aux premières vertèbres cervicales, avec une légère torsion au point de la plus forte convexité, et se perdait en s'en éloignant; il était d'ailleurs robuste, d'un tempérament sanguin; cette déviation me parut très problématique. Je pressai le jeune homme de questions; enfin, il m'avoua qu'à l'âge de 18 à 19 ans, voyant que sa taille n'avait qu'un pouce de trop pour être exempté de la conscription, il s'était raccourci en se tirant avec deux courroies qui passaient sous les cuisses et sur les épaules. Il avait compté sur la voussure des épaules en se tenant ainsi courbé; mais il n'avait pas prévu la déviation latérale. Il fut en effet réformé pour défaut de taille et quitta ses courroies.

Il se livra à tous les exercices qu'exigent les travaux de la campagne, en les dirigeant dans le sens qu'il croyait propre à combattre la déviation : cependant elle augmentait plutôt que de diminuer. Un appareil de nuit que je lui fis la corrigea entièrement dans l'espace de quelques mois. »

Les deux faits que je viens de rapporter établissent d'une manière incontestable la possibilité de simuler les déviations latérales de l'épine. Dans ceux qui ont été communiqués par M. Bouvier, il n'a fallu que quelques minutes, quelques secondes, pour produire, dit ce médecin, des déviations qui simulaient de la manière la plus trompeuse des difformités considérables du tronc. Ces déviations n'étaient pas permanentes et pouvaient être effacées ou reproduites suivant la volonté des individus, et simplement en les faisant changer d'attitude. Dans le fait observé par M. Mille, la déviation simulée était devenue permanente, et offrait un degré d'imitation de plus. Nous ferons remarquer plus bas qu'elle avait fini par acquérir par son ancienneté quelques-uns des caractères des véritables déviations pathologiques, et qu'ainsi elle constituait un exemple du second genre des déviations factices, c'est-à-dire la déviation simulée par provocation.

L'expérience m'autorise donc déjà à établir deux catégories de déviations simulées de l'épine : celles dites par imitation, qui sont le résultat d'attitudes différentes qu'on peut prendre et abandonner ou reproduire à volonté; et celles dites par provocation, qui ont un certain degré de permanence contre la volonté de ceux qui les ont produites, et qui offrent d'ailleurs plus de ressemblance avec les difformités naturelles, ainsi que nous le démontrerons plus tard.

Depuis que j'ai dévoilé l'artifice des déviations simulées, et rendu cette fraude impossible par l'indication de caractères certains qui les font reconnaître, les personnes intéressées à ces sortes de pratiques se sont réfugiées dans une dernière ressource : elles ont enté des déviations simulées très considérables sur de légères déviations pathologiques; espérant masquer, par les apparences de la réalité, les indices de la simulation : elles ont ainsi donné lieu à un troisième ordre de déviations simulées, aux *simulées par exagération*. Enfin, les motifs qui avaient fait recourir à ces trois genres de création en ont naturellement inspiré un quatrième et dernier, c'est-à-dire la dissimulation de la déviation réelle. On conçoit en effet que quand on a eu besoin, par exemple, pour établir l'efficacité d'une méthode de traitement, de recourir d'abord à la fiction de toutes pièces du mal, puis à l'exagération d'un mal réel, on devait s'évertuer à trouver le moyen d'effacer momentanément les traces de ce dernier, c'est-à-dire feindre sa disparition. C'est ce qui paraît avoir eu lieu dans maintes circonstances qu'il n'est pas de notre devoir d'examiner ici. Il nous suffit de faire remarquer que toutes ces circonstances émanent de la même source, aboutissent aux mêmes résultats, et constituent en quelque façon un seul et même fait, quoique se traduisant sous des formes et avec des élémens différens.

Je vais donc aborder successivement l'examen :

1° Des déviations latérales simulées par imitation;

2° Des déviations latérales simulées par provocation;

3° Des déviations latérales simulées par exagération;

4° Des déviations latérales dissimulées.

J'indiquerai les différens moyens de produire ces résultats et les caractères à l'aide desquels on pourra toujours les reconnaître.

§ I. — Déviations latérales simulées par imitation.

On peut, suivant le but qu'on se propose, employer des moyens différens pour produire la déviation latérale simulée par imitation; si c'est simplement pour prendre une empreinte en plâtre, il suffit de faire incliner le tronc du sujet à droite ou à gauche, et l'on aura une déviation simulée. Mais le sujet placé dans cette attitude trahirait trop évidemment la fraude : il fallait d'autres conditions plus rapprochées de celles où la difformité réelle se manifeste, telles sont les suivantes. Le sujet étant debout, on lui fait contracter les muscles élévateurs de la hanche d'un côté; celle-ci s'élève, élève avec elle tout le membre correspondant et force le sujet à se tenir sur la pointe du pied; ou bien encore le sujet se tient debout sur la pointe du pied, la jambe tendue, de manière à refouler le bassin de ce côté de toute la différence de l'allongement du membre; ou bien encore le sujet tient le genou d'un côté fléchi à un certain degré, pendant que la jambe de l'autre côté est dans l'extension complète : dans les trois cas, le tronc se redresse pour se tenir dans la verticale, et la colonne décrit une courbe proportionnée au degré de l'inclinaison du bassin. Dans les trois cas, en effet, le bassin se trouve incliné latéralement par rapport à la colonne vertébrale, tandis que, dans le premier cas, c'est la colonne qui est inclinée et fléchie sur le bassin qui reste horizontal. Dans l'un et l'autre cas, la colonne offre les apparences trompeuses d'une déviation, et si bien trompeuses que les hommes les plus versés en orthopédie s'y sont laissé prendre. Moi-même, avant d'avoir réfléchi sur ces artifices, sur la possibilité de les produire et sur les moyens de les reconnaître, j'avoue en toute humilité avoir été complètement induit en erreur. Cette remarque n'est pas inutile pour montrer que, quoiqu'elle soit le résultat d'une pratique des plus grossières, la faculté de produire des déviations latérales simulées avait néanmoins besoin d'être constatée, analysée et suivie dans ses conséquences pour le diagnostic des déviations réelles. Or quel que soit celui des quatre moyens indiqués pour produire une déviation latérale simulée de l'épine, il en résulte toujours la même apparence extérieure, c'est-à-dire une flexion latérale de la colonne décrivant un arc régulier qui comprend les régions dorsale et lombaire, avec inclinaison latérale de la colonne sur le bassin. J'ai répété un grand nombre de fois ces expériences et toujours j'ai obtenu les mêmes résultats. Voici l'énoncé rapide et succinct des accidens de formes, des reliefs extérieurs, en un mot des caractères anatomiques propres à cet état de la colonne et de ses rapports avec le bassin. J'ai dit et je répète que, dans les quatre cas que j'ai indiqués, où la colonne peut offrir l'apparence plus ou moins trompeuse d'une véritable déviation, elle présente les mêmes caractères extérieurs, quoique le mécanisme de la production du fait ne soit pas exactement le même.

Qu'on suppose vouloir produire une déviation à convexité droite un peu considérable, de quinze à dix-huit lignes de flèche, par exemple : le tronc est plus ou moins incliné à gauche, suivant que le bassin est plus ou moins élevé de ce côté, ou abaissé du côté opposé. L'épine offre une courbure unique à convexité droite, répartie entre les régions lombaire et dorsale inférieure, et d'un très grand rayon de courbure. On remarque de plus que ce degré de courbure n'est pas en rapport avec le degré d'inclinaison du tronc, dont le sommet s'écarte sensiblement plus de la verticale que ne le comporterait la courbure à un égal degré d'une verge encastrée sur un plan horizontal. En explorant attentivement le trajet de l'épine, on voit qu'elle offre deux points déterminés auxquels correspondent les centres de mouvement de la courbure et de l'inclinaison sur le bassin; le premier répond à l'union des dernières vertèbres dorsales, qui est le centre ou sommet de la grande courbure décrite par la colonne; l'autre, au niveau de l'articulation de la dernière vertèbre lombaire avec le sacrum, auquel répond le centre du mouvement d'inclinaison de la colonne sur le bassin. Du côté concave de la courbure, entre les fausses côtes et le bassin, la peau du flanc présente deux ou trois plis parallèles. L'épaule droite est beaucoup plus élevée que la gauche : toutes les deux font la même saillie en arrière, ainsi que les côtes et les deux plans de muscles homologues de chaque côté. En un mot, il n'y a aucune trace de torsion. Quand la déviation simulée est produite par la simple inclinaison latérale du tronc sur le bassin, les hanches sont de niveau; mais lorsque la déviation est produite par l'élévation du pied d'un côté, ou par la flexion du genou du côté opposé, ces deux conditions entraînent nécessairement une élévation de la hanche, proportionnelle au degré d'élongation du membre qui la supporte. Il s'en suit que, suivant que le sujet se tient sur la pointe du pied ou fléchit le genou d'un côté, tandis que l'autre est tendu, la hanche paraît et est en réalité sur-élevée; il y a par conséquent une apparence de raccourcissement d'un des membres pelviens. L'extrémité supérieure du tronc est inclinée à gauche, tout-à-fait en dehors de la verticale. Il n'y a aucune trace de seconde ni de troisième courbure alterne. La tête seule peut être inclinée et le col fléchi du côté opposé. Chez les jeunes sujets ou chez ceux qui ont acquis une grande souplesse et une grande flexibilité de la colonne, soit par les tractions du traitement orthopédique, soit par des mouvemens habituels et exagérés du tronc comme les bateleurs, la flexion du cou peut s'étendre aux premières vertèbres dorsales et produire une espèce de courbure alterne, mais si peu prononcée et si peu permanente, que les sujets ne la maintiennent quelques secondes qu'avec la plus grande gêne.

Telles sont les apparences extérieures des déviations simulées par imitation. Toutes peuvent être maintenues volontairement pendant la station debout, assise, pendant la marche et même pendant la suspension par les bras, alors que le poids du corps tend à redresser l'épine. Ces imitations sont susceptibles d'être reproduites cent fois, mille fois de suite avec une identité et une uniformité de caractères telles, qu'il est impossible à l'œil le moins exercé de ne pas les reconnaître, comme à l'œil le plus exercé d'y découvrir la moindre différence.

Faisons suivre immédiatement une énumération générale et sommaire des caractères propres aux déviations pathologiques.

Ces déviations ont pour premier caractère d'affecter une grande variété de siéges et de formes. Elles peuvent occuper successivement tous les points de l'épine; elles sont diversifiés à l'infini; sur cent exemples, il n'y en a pas deux qui se ressemblent absolument sous le rapport des reliefs qu'elles affectent. Jamais on n'a vu, et il ne peut exister de déviation, de quinze à dix-huit lignes de flèche, avec une seule courbure; toujours il y en a deux ou trois et quelquefois quatre, décrivant par conséquent des arcs très sensibles appartenant à de plus petits cercles; chaque courbure est constamment accompagnée d'un mouvement de torsion des vertèbres, proportionné à sa flèche et à l'étendue qu'elle occupe. Cette torsion imprime des différences remarquables aux reliefs musculaires des gouttières vertébrales, à la saillie des côtes et des épaules qui varient suivant le siége, le degré et le nombre des courbures; à chaque courbure correspond un soulèvement des muscles, des côtes ou du scapulum du côté convexe, tandis que la concavité est marquée par une dépression de toutes les parties qu'elle comprend. Les sillons formés par le plissement de la peau ne peuvent exister qu'avec une déviation très considérable, et ils sont généralement moins profonds que dans les déviarions simulées, à cause de la rétractibilité de la peau, qui à la longue finit presque toujours par les effacer. Le siége de ces sillons est d'ailleurs variable dans les déviations pathologiques. Tantôt ils occupent le niveau de la région dorsale, un peu au-dessous de l'aisselle, et alors la courbure principale a sa convexité du côté opposé dans la région dorsale; tantôt ils siégent comme dans la déviation simulée entre les fausses côtes et la crête du bassin, et alors il y a courbure dorso-lombaire, mais avec un soulèvement considérable des côtes et des muscles correspondant à la convexité. Il peut enfin exister un sillon assez marqué au niveau d'une courbure lombaire, sans torsion considérable des vertèbres comprises dans cette dernière, en même temps qu'un autre sillon répond du côté opposé à la courbure dorsale; dans ce cas la courbure dorsale est considérable; elle descend jusqu'aux dernières vertèbres de cette région, s'accompagne d'un grand degré de torsion qui soulève les dernières côtes et détermine un creux avec plissement de la peau au-dessus de la crête iliaque. Ainsi dans tous les cas où la déviation pathologique s'accompagne de sillons à la peau, il y a nécessairement une courbure et une torsion très considérable de l'un ou l'autre côté, avec bombement consécutif des muscles, des côtes, et par conséquent la saillie que j'appelle *gibbosité latérale, dorsale* ou *lombaire*. Un caractère non moins tranché et qui suffirait seul pour faire distinguer la déviation simulée de la déviation morbide, c'est que par cela même que dans celle-ci il y a toujours plusieurs courbures, la courbure ou les courbures supérieures sont destinées à balancer l'inférieure et à reporter l'axe du tronc dans la ligne de gravité; enfin lorsque les hanches cessent d'être de niveau, l'une ne dépasse jamais l'autre que de quelques lignes, à moins qu'il n'y ait une inégalité de plusieurs pouces dans la longueur des membres pelviens ou une luxation fémorale ancienne.

Tel est l'énoncé des caractères appartenant aux déviations pathologiques considérées d'une manière générale. Si on les met un à un en regard des caractères propres aux déviations simulées par imitation, on acquerra la conviction qu'il n'y a entre ces deux ordres de faits aucune analogie, et que tous leurs élémens considérés dans leur ensemble comme dans leur détail offrent les oppositions les plus tranchées. Ainsi :

DÉVIATIONS SIMULÉES.	DÉVIATIONS MORBIDES.
CAUSE toujours identique et produisant des résultats qui se ressemblent toujours.	CAUSES variées et produisant des résultats toujours plus ou moins différens.
SIÉGE toujours le même, savoir : au niveau de la région dorso-lombaire, et ne variant jamais, quelque nombre de fois qu'on répète l'expérience.	SIÉGE variant toujours et pouvant occuper alternativement toutes les régions de l'épine.
COURBURE toujours unique et appartenant à un grand cercle, répartie entre les régions dorsale et lombaire, et ayant son centre de flexion ou son sommet au niveau de l'articulation de la onzième avec la douzième dorsales.	COURBURES toujours multiples et en sens inverse, 2, 3 ou 4, réparties irrégulièrement entre les trois régions de l'épine, et dont la principale occupe le plus généralement la région dorsale.
JAMAIS de torsion des vertèbres; par conséquent égalité de saillie des muscles, des côtes, des épaules de chaque côté, et, à quelque degré que ce soit, JAMAIS de gibbosité.	TOUJOURS torsion de l'épine proportionnée à la flèche des courbures, et changeant de direction avec chaque courbure; par conséquent proéminence et dépression alternatives des muscles, des côtes et de l'épaule des deux côtés, et au degré de courbure très prononcé, TOUJOURS gibbosité dorsale ou lombaire.
SILLONS de la peau toujours entre les fausses côtes et la crête du bassin du côté concave, sans gibbosité du côté convexe.	SILLONS de la peau moins profonds, n'accompagnant que les déviations très considérables, avec gibbosité du côté convexe de la courbure-mère, et siégeant, dans la majorité des cas, un peu au-dessous de l'aisselle.
INCLINAISON considérable du tronc, dont l'extrémité supérieure s'écarte sensiblement de la verticale, à cause de l'absence des courbures supplémentaires.	POINT ou très peu d'inclinaison du tronc par le balancement des courbures supplémentaires, qui ramènent plus ou moins complètement le tronc dans la verticale.
ELÉVATION de la hanche du côté concave, qui peut être exhaussée jusqu'à deux ou trois pouces, en marchant sur la pointe du pied; proportionnellement à l'élévation de la hanche, raccourcissement apparent du membre pelvien correspondant et claudication apparente.	ELÉVATION de la hanche ordinairement nulle, ou n'existant qu'avec des conditions très exceptionnelles et toujours à un très faible degré; jamais de claudication.

Tels sont les rapports et les oppositions qui existent entre les déviations latérales simulées par imitation et les déviations véritablement pathologiques; on pourrait objecter que les différences considérables que j'ai signalées entre ces deux ordres de faits ne s'appliquent bien qu'aux déviations latérales de l'épine considérées d'une manière générale ; et qu'en mettant en regard, des déviations simulées et des difformités morbides dont le siége principal serait exactement dans la portion de la colonne qu'occupent toujours les déviations simulées, les analogies reparaîtraient. Cette objection, que j'examine pour n'avoir plus à y revenir, n'a aucune valeur et ne pourrait m'être faite que par des intéressés, ou des personnes peu au courant de la matière. En effet, tout ce que j'ai dit des déviations morbides en général, tous les caractères que je leur ai assignés, ceux tirés de la cause, du nombre et de la direction des courbures, de la torsion de l'épine, de l'inclinaison du tronc, de l'élévation des hanches, conservent toute leur importance et différencient complètement la déviation dorso-lombaire pathologique, de celle qui n'est que simulée. On peut dire même qu'en supposant le seul point d'analogie que les déviations simulées et pathologiques pussent présenter, celle de l'identité de leur siége, on ferait ressortir mieux encore les oppositions qui résultent du contraste des autres caractères. Ainsi, dans une déviation dorso-lombaire de quinze à dix-huit lignes de flèche, il y a inévitablement une torsion proportionnée à la flèche et à la corde de la courbure de l'épine, torsion qui produit du côté convexe une saillie considérable des côtes et du flanc, et donne lieu à la gibbosité latérale dorso-lombaire. Une courbure supérieure, dite de balancement, succède d'ailleurs à la courbure principale, brise l'uniformité de la courbure unique, et reporte plus ou moins complètement le tronc dans la ligne verticale. Il serait oiseux de pousser plus loin ce parallèle, que le simple rapprochement des figures rend inutile. Je dirai seulement que l'identité de siége que j'ai supposée volontairement entre la déviation simulée et la déviation morbide n'existe même jamais complètement; j'ai toujours remarqué qu'une courbure lombo-dorsale, quelque énorme qu'elle fût, s'arrêtait à une portion de la région dorsale pour faire place à un commencement de courbure de balancement, et contrastait ainsi avec la courbure factice qui comprend inévitablement et uniformément les régions lombaire et dorsale tout entières. J'ajouterai enfin qu'il n'existe qu'un seul cas où la nature puisse s'écarter de cette règle, c'est-à-dire produire une déviation dont le siége soit précisément celui de la déviation factice; mais ce cas est le résultat d'une cause si évidente, si spéciale, qu'il suffit de l'indiquer pour montrer l'impossibilité d'une méprise; c'est quand l'un des membres pelviens est beaucoup plus court que celui du côté opposé : cette condition répète absolument celle où l'on place le tronc dans la déviation simulée; il y a, comme dans ce cas, inclinaison du bassin, inclinaison de la colonne sur le sacrum, et flexion au niveau des onzième et douzième dorsales, courbure unique; mais le fait matériel et réel du raccourcissement du membre, dans ce cas, ne permet pas de le confondre avec l'autre.

Tels sont les caractères différentiels des déviations latérales simulées et des déviations pathologiques.

§ II. — DES DÉVIATIONS LATÉRALES SIMULÉES PAR PROVOCATION.

Le fait que j'ai rapporté au commencement de ce mémoire suffirait à lui seul pour établir la possibilité de provoquer des déviations latérales de la colonne. Mais depuis que cette possibilité m'a été démontrée, j'ai acquis d'autre part des preuves incontestables qu'il était beaucoup plus facile qu'on ne pense de produire ces résultats, et cela sans violences ni tortures. Obligé de me renfermer dans une observation générale, et de laisser dans l'obscurité les faits qui ne m'ont que trop bien démontré cette possibilité, je me bornerai à en expliquer le mécanisme; cette manière de procéder n'en démontrera pas moins la réalité des faits qu'une sage expérience me commande de laisser en toute propriété à leurs auteurs.

La manière la plus vulgaire, et celle qui viendra à l'esprit de tout le monde, de provoquer une déviation de l'épine, c'est de maintenir la colonne courbée latéralement à l'aide d'un moyen mécanique quelconque, d'une courroie, d'un corset, qui agira sur les deux extrémités de la colonne comme sur les deux extrémités d'un arc que l'on tient rapprochées, lequel reste courbé à la longue. Il en sera de même de l'épine. J'ai établi ailleurs (1) que toutes les fois que deux ou plusieurs points d'insertion musculaire sont tenus un certain temps rapprochés, les muscles se raccourcissent de la somme du rapprochement de leurs points d'insertion, et s'adaptent à la réduction de leur trajet. Après quelque temps de courbure factice de la colonne, les muscles du côté concave sont raccourcis, et ne permettent plus à l'épine de se redresser entièrement. Voilà une première espèce de déviation factice, justifiée par la théorie et l'expérience. Les caractères propres à la faire reconnaître et à la différencier des déviations simplement simulées et des déviations pathologiques sont les suivans. L'arc de la courbure comprend un plus grand nombre de vertèbres que dans la déviation simulée par imitation; elle est d'un plus petit rayon de courbure, et n'a pas besoin, pour que le sommet du tronc soit ramené dans la verticale, que le bassin soit exhaussé par l'élévation factice d'un des membres pelviens, ou abaissé du côté opposé par la flexion du genou. Tout le tronc se reporte par un mouvement de totalité en sens inverse, au moyen de l'inclinaison de la colonne lombaire sur le sacrum. Cette inclinaison fait fonction de courbure de balancement. Si les choses en sont encore comme au sortir de l'appareil qui a provoqué la déviation, il n'y a pas d'autre courbure de balancement que l'inclinaison de toute la colonne sur le bassin. Le sommet du tronc se trouve encore un peu penché du côté de la concavité de la courbure. Cependant, si l'individu avait marché pendant quelque temps après avoir quitté la machine, la courbure primitive pourrait s'être maintenue, en même temps qu'une courbure supérieure de balancement se serait manifestée. Dans ce cas, la déviation consisterait dans deux courbures et dans une inclinaison. Elle serait moins facile à distinguer de la déviation pathologique; mais un œil exercé y trouverait encore assez de ressemblance avec la déviation simulée par imita-

(1) Voir le rapport de l'Académie des sciences sur le concours pour le grand prix de chirurgie, août 1837, p. 10.

tion pour ne pas s'en laisser imposer. Et d'abord le siége de la difformité correspondrait rigoureusement au point le plus mobile de la colonne, comme dans la déviation simulée, c'est-à-dire à l'union de la région dorsale avec la région lombaire. Ce point serait d'une mobilité plus étendue qu'à l'état normal. L'inclinaison de la colonne sur le bassin serait plus considérable que d'ordinaire; la courbure supérieure serait faible et à peine suffisante pour rétablir l'équilibre. La torsion de la colonne serait légère et peu en rapport avec la flèche de la courbure; une chose à noter surtout, et qui aura une autre signification encore plus tard, c'est qu'on pourra ramener la colonne par l'extension ou le décubitus sur le ventre à un premier degré de flexion sans torsion. Or, j'ai montré le premier que toute déviation pathologique commence par la torsion de la colonne. Les plis de la peau existent ordinairement comme dans la déviation simplement simulée, ou un peu moins marqués. Le sujet ne boite pas. Il existe presque toujours quelques traces sur la peau des violences employées pour produire la déviation.

Mais l'art de provoquer des déviations de l'épine n'est pas limité à la ressource vulgaire dont je viens de parler. Il a fouillé plus avant dans les secrets de la nature : voici du moins ce que l'observation m'a appris.

On sait que les attitudes vicieuses sont une des causes de déviation chez les jeunes filles. On sait encore que l'inégalité des deux membres pelviens peut produire le même effet, en établissant précisément la condition de l'attitude vicieuse, en quelque façon forcée. Dans le premier cas, c'est-à-dire quand il y a posture vicieuse avec longueur parfaitement égale des deux membres inférieurs, la jeune fille se tient sur une jambe, l'autre fléchie. Dans cette attitude, le bassin est incliné du côté de la jambe fléchie, et la colonne, pour ne pas céder à l'inclinaison de son plan de sustentation, se relève et se reporte du côté opposé, en décrivant une courbure dorso-lombaire à convexité tournée du côté où le bassin est abaissé. Cette condition s'observe fréquemment chez les jeunes filles qui, comme je l'ai établi, ont eu les muscles du dos affaiblis par une élongation trop rapide ou disproportionnée de la colonne. Cette faiblesse les porte à s'appuyer alternativement sur une des deux jambes, trouvant à ce mode de sustentation un artifice propre à les soulager. A la longue, une déviation de la colonne s'établit. La même chose a lieu chez les jeunes sujets qui portent habituellement un enfant, un fardeau quelconque du même côté; elle a encore lieu chez ceux qui ont une jambe plus courte que l'autre, surtout si à ces conditions se joint celle d'une colonne flexible et de muscles peu résistans. Quoi de plus facile que d'improviser les deux conditions de l'attitude vicieuse et de l'inégalité des deux membres? Il suffit de faire porter à un sujet choisi avec une colonne flexible, une chaussure plus élevée de dix ou douze lignes d'un côté, et de l'engager à se tenir de préférence sur la jambe rendue plus longue; on aura exactement la condition où beaucoup de jeunes filles se placent pour contracter une déviation. De part et d'autre, inclinaison habituelle et permanente du bassin; de part et d'autre report en sens inverse de la colonne pour rétablir l'équilibre, finalement courbure principale dorso-lombaire, mais simultanément courbure dorsale supérieure, balançant la principale. Ce résultat est d'autant plus facile à obtenir qu'on expérimente sur un sujet qui se trouve déjà de lui-même dans les conditions prédisposantes. J'ai eu occasion de voir une jeune fille de douze à treize ans, la fille d'un portier de Paris, que l'on avait sans doute le philantropique projet de guérir comme par enchantement: cette enfant, d'une complexion très délicate, avait d'abord, au dire de la mère, une grande faiblesse des reins, qui la forçait de se tenir mal. Pour prévenir une difformité commençante, on lui avait conseillé de porter une grosse semelle du côté où elle avait coutume de s'appuyer de préférence. Au bout de quelques mois, la mère, ayant cru s'apercevoir que la taille s'était bien plus déviée qu'avant de faire usage de la semelle, et ne se doutant pas sans doute de tout le bien qu'on voulait à sa fille, est venue réclamer mes conseils. Il ne m'a pas été difficile de trouver et de remplir l'indication; j'ai retourné la cause, c'est-à-dire que j'ai fait exhausser la chaussure du côté opposé, et j'ai recommandé à la jeune fille de se tenir le plus possible sur cette jambe. Trois mois après il n'était plus question de déviation.

La déviation provoquée par les moyens précédemment indiqués peut être désignée sous le nom de déviation simulée par provocation *statique;* tandis que j'appellerai la première, celle opérée par des forces mortes, déviation simulée par provocation *mécanique*. En effet, ces deux déviations ne diffèrent pas seulement par les moyens employés pour les produire, mais encore par les caractères extérieurs qui les accompagnent. La déviation par provocation statique à son début n'offre encore que les caractères de la simple simulation, c'est-à-dire courbure unique, inclinaison de la colonne sur le bassin, plis à la peau et absence de torsion. On fait asseoir les sujets sur une chaise, le dos nu, et l'on voit toutes ces particularités disparaître; ou bien, ce qui est plus simple encore, on les fait se déchausser, et l'artifice est immédiatement trahi. Mais quand la provocation date de plusieurs mois, la déviation prend de plus en plus les apparences de la déviation véritable, de celle surtout qui est due à l'inégalité des deux membres pelviens. On commence à apercevoir trois courbures ou du moins une inclinaison lombo-sacrée et deux courbures inverses superposées. Le siége de celles-ci est bien exactement, de la première, au niveau de l'articulation de la onzième avec la douzième dorsale, de la seconde, immédiatement au-dessus. Cependant la torsion commence toujours à se manifester dans la courbure inférieure, et ce n'est qu'après un temps très long qu'elle se développe dans la courbure dorsale, parce qu'en effet cette dernière reste longtemps avec un arc d'un très grand rayon. Une épreuve qui peut encore éclairer dans ce cas sur l'origine de la difformité, c'est, après avoir vérifié si les deux membres sont parfaitement égaux, de faire coucher le sujet sur le ventre; la déviation disparaît presque toujours, même la torsion, quand la difformité n'est pas encore très ancienne. Enfin pour dernière épreuve, plus décisive encore, on fera tenir le sujet debout les deux jambes bien tendues et le pied du côté correspondant à la concavité de la courbure principale (dorso-lombaire) sur-élevé. Aussitôt on voit toute trace de la difformité disparaître comme par enchantement.

Les caractères propres à distinguer les déviations simulées par provocation mécanique et statique, je le reconnais, ne sont pas aussi positifs que ceux de la première catégorie; j'avoue même qu'un jeune sujet, présentant d'ailleurs les conditions de flexibilité de la colonne précisées plus haut, qui aurait la patience de se soumettre pendant assez longtemps à 'usage des moyens que je viens de faire connaître, arriverait à s'affliger d'une déviation dont l'œil le plus expérimenté aurait beaucoup de peine à découvrir l'origine; mais heureusement la patience et la persévérance ne sont pas les vertus fondamentales des gens qui ont besoin de recourir à ces sortes de stratagêmes; et il en est peu qui aient réellement besoin d'une déviation accomplie, avec les caractères de degrés, d'ancienneté et de permanence qui lui donnent les attributs de la véritable difformité. Voici cependant un court résumé des différences qui existent entre les déviations provoquées et les déviations réelles :

DÉVIATIONS PROVOQUÉES.	DÉVIATIONS MORBIDES.
CAUSE mécanique ou statique produisant dans un cas des traces de son action locale sur la peau, dans l'autre pouvant être prise sur le fait.	CAUSES diverses, très variées et presque toujours spontanées, quelquefois mécaniques ou statiques, dans ce cas pouvant être établies par les antécédens du sujet.
SIÉGE toujours le même, comme dans les déviations complètement simulées, savoir, au niveau de la région dorso-lombaire, qu'il y ait ou non une courbure ou une inclinaison de balancement.	SIÉGE variant toujours et pouvant occuper alternativement toutes les régions de l'épine. Quand elles occupent précisément la région propre à la déviation simulée, ou bien elles sont dues comme celles-ci à une cause statique, mais réelle, comme un membre plus court, ou bien elles présentent d'autres caractères plus significatifs.
COURBURE ordinairement unique, avec inclinaison inverse lombo-sacrée, et très rarement à un faible degré, courbure dorsale supérieure; d'ailleurs, flexion plutôt que courbure, disparaissant facilement par la disparition de la cause, ou en la transportant du côté opposé.	COURBURES toujours multiples et en sens inverse, deux, trois ou quatre, réparties irrégulièrement sur le trajet de l'épine et dont la principale occupe ordinairement la région dorsale; ne disparaissant d'ailleurs que difficilement ou très incomplètement par les épreuves qui font disparaître les déviations provoquées.
TORSION très faible et n'existant que dans la courbure principale et au degré le plus prononcé de la courbure; disparaissant avec la disparition de ce degré. Jamais de torsion au degré de gibbosité.	TORSION constante, accompagnant toutes les courbures et proportionnée à leur flèche; commençant avant ou avec elles, généralement proportionnelle à leurs degrés.
SILLONS à la peau au niveau de la courbure principale, moins prononcés que dans les déviations simulées par	SILLONS de la peau, n'accompagnant que les déviations très considérables avec torsion proportionnée, et siégeant

imitation, mais ayant exactement le même siége que dans ces dernières.	ordinairement au-dessous de l'aisselle, du côté concave de la courbure principale.
INCLINAISON du sommet du tronc, du moins dans les provoquées mécaniques. Grande inclinaison de la colonne sur le bassin.	Point ou peu d'INCLINAISON du sommet du tronc; grande inclinaison de la colonne sur le bassin, seulement avec une forte courbure et une forte gibbosité immédiatement superposée.
ELÉVATION de la hanche du côté concave, par l'élévation de la chaussure, mais disparaissant avec cette dernière, ou en faisant asseoir le sujet.	ELÉVATION de la hanche nulle ordinairement, ou existant avec la condition réelle d'une inégalité des membres pelviens.

On remarquera qu'en admettant qu'il y a quelquefois une grande difficulté à distinguer les déviations provoquées des déviations spontanées, cette difficulté ne peut exister que pour celles de ces dernières qui sont dues à des conditions analogues aux conditions que j'ai déterminées pour les déviations provoquées. J'ai supposé à dessein les cas les plus difficiles, mais ceux-là sont les plus rares; et, d'ailleurs, ils portent avec eux en évidence, comme je l'ai dit, l'élément matériel de leur causalité. On ne peut pas, en effet, plus masquer que feindre une inégalité de longueur entre les deux membres pelviens ; or, c'est le seul cas qui présente une analogie complète avec la déviation provoquée statique.

§ III. — DES DÉVIATIONS SIMULÉES PAR EXAGÉRATION.

Parmi les personnes qui sont intervenues officiellement ou officieusement dans le débat soulevé naguère à l'Académie sur la question des déviations simulées, il en est qui ont affirmé avec une présomption ou une circonspection dignes d'un meilleur sort, qu'il était impossible de distinguer une déviation exagérée d'une déviation complètement simulée. En pesant sans passion ou avec la seule passion de la vérité ce que j'ai dit dans les deux premières sections de ce mémoire, on n'eût pas porté la discussion bien loin; mais comme, dans la rédaction primitive de mon mémoire, je n'avais pas abordé la question des déviations simulées par exagération, les adversaires directs et indirects ont eu un moment beau jeu; ils ont envoyé une foule de plâtres, capables par leur nombre et leur variété de dérouter, d'effrayer les convictions les mieux affermies. C'était d'ailleurs un juste milieu fort satisfaisant dans lequel on espérait se retrancher. J'avais affirmé avec une conviction un peu tenace que la fameuse Jenny Guéry n'avait aucune déviation, pas le plus petit degré de déviation réelle, mais une déviation complètement simulée. Or, après avoir reconnu la justesse des caractères que j'avais donnés pour distinguer les déviations simulées des déviations réelles, on m'accorda que la déviation de Jenny avait bien quelque chose de simulé, mais qu'elle n'était qu'une forte exagération d'une déviation réelle très faible. Cette opinion mitoyenne avait quelque chose de séduisant, et semblait devoir mettre tout le monde d'accord. Elle laissait aux premiers commissaires la consolation de n'avoir été illusionnés qu'à demi; en un mot, tout le monde était heureux de croire qu'au lieu d'une supercherie complète, il n'y avait eu qu'une simple tricherie. Aux yeux des hommes qui ne voulaient pas plus de l'une que de l'autre, le résultat moral était le même, et la question scientifique subsistait tout entière. J'avais donc à la résoudre pour obtenir mon bill d'indemnité académique. Or, je crois y être complètement arrivé.

Les déviations latérales simulées par exagération sont possibles : il en a eu beaucoup d'exemples; je ne citerai que ceux qui ont été communiqués à l'Académie. En effet, plusieurs personnes, mues par le seul intérêt de la science, sans doute, ont envoyé à l'Académie des plâtres moulés sur des jeunes filles atteintes de déviations véritables, mais moulés dans des attitudes propres à exagérer de beaucoup la difformité. Ces personnes prétendaient prouver par ces faits qu'il n'existe pas de différence appréciable entre la déviation complètement simulée et la déviation simplement exagérée. En voyant les choses de loin, il était en effet assez difficile de les distinguer ; mais en y regardant d'un peu plus près, on pouvait apercevoir les différences notables que je vais indiquer.

Et d'abord les plâtres qu'on a montrés à l'Académie appartenaient à deux jeunes personnes de seize à dix-huit ans, atteintes de déviations latérales à trois courbures, dont la moyenne était la plus forte et occupait la région dorsale. Toutes deux avaient été moulées dans l'attitude que j'ai indiquée pour obtenir une simple déviation simulée, c'est-à-dire debout, le genou droit fléchi, ou la jambe du côté opposé sur-élevée, et par conséquent le bassin exhaussé à gauche. Dans cette attitude, le tronc s'était incliné à gauche, tendant à faire disparaître la courbure lombaire dont la convexité était tournée de ce côté. La courbure dorsale avait été exagérée; cependant il y avait plutôt substitution des formes de la déviation simulée à celles de la déviation réelle, qu'exagération de cette dernière; en effet tous les caractères primitifs de la déviation véritable avaient été conservés, et sur eux s'étaient entés en quelque façon ceux de la déviation simulée. Ainsi le tronc était incliné à gauche et son sommet écarté de la verticale d'une certaine quantité, incompatible avec le maintien de l'équilibre. Malgré cette inclinaison, la région sus-scapulaire et l'angle supérieur de l'omoplate du même côté avaient conservé leur bombement et leur saillie correspondant à la courbure supérieure.

La courbure moyenne continuait à être accompagnée des caractères de la torsion concomitante; l'angle inférieur de l'omoplate et les côtes droites étaient saillans par opposition aux mêmes parties de l'autre côté, qui étaient proportionnellement déprimées. Mais la torsion n'était pas en rapport avec la flèche de la courbure comme cela a lieu ordinairement: elle était proportionnellement plus faible. Un autre fait important à noter, c'est que le siége de la courbure moyenne paraissait avoir changé. Dans la déviation naturelle, cette courbure occupait le milieu de l'espace interscapulaire, et son sommet correspondait à la cinquième vertèbre dorsale: dans la déviation exagérée, elle comprenait en apparence presque toutes les vertèbres dorsales et lombaires et son centre ou sommet répondait à la fin de la région dorsale; de plus on remarquait au flanc gauche des plis à la peau, tout à fait semblables à ceux qu'on observe dans la déviation simulée. Enfin la courbure lombaire de la déviation naturelle, effacée en apparence par la grande courbure de la déviation simulée, existait encore en réalité, mais seulement dans quelques-uns de ses caractères anatomiques. Ainsi la flexion volontaire de la colonne, occupant juste le point où commençait la courbure lombaire, avait redressé le sommet de cet arc, et redressé en apparence toute la courbure; toutefois sans avoir pu effacer les caractères si fidèles de la torsion des vertèbres. La masse des muscles sacro-lombaire et long dorsal continuait en effet à faire une saillie très sensible à gauche dans toute la partie de la colonne occupée par la véritable courbure lombaire. Cependant, on avait employé un double artifice pour rendre plus difficile encore la distinction de la déviation pathologique et de la déviation exagérée ; la déviation pathologique avait été moulée, le sujet légèrement penché en avant, ce qui a produit un certain degré d'excurvation, saillie de la région dorso-lombaire. En ajoutant cet élément étranger à la déviation latérale, on a eu sans doute pour but d'altérer la régularité des formes caractéristiques de la déviation, et de diminuer en particulier le relief musculaire produit par la torsion. La déviation exagérée avait ensuite été moulée, le sujet faisant rentrer la partie inférieure du dos, c'est-à-dire avec un léger degré d'incurvation, de manière à défigurer dans un sens opposé les caractères de la déviation pathologique, et à laisser paraître davantage ceux de la déviation simulée.

Il résulte donc de cet examen et de cette analyse d'un fait authentique communiqué à l'Académie, comme devant invalider la détermination que j'avais donnée, ou du moins rendre impossible la distinction entre une déviation simulée par imitation et une déviation simulée par exagération, il résulte, dis-je, de cet examen, que ces deux modes de simulation offrent des caractères qui leur sont propres, et qu'on peut aisément reconnaître les caractères de la déviation simulée, associés à ceux de la véritable déviation, dans les apparences et les formes extérieures des déviations exagérées. Sous ce rapport, la dénomination d'exagération n'est peut-être pas rigoureuse : il n'y a réellement pas exagération de la véritable difformité, mais addition des caractères de la simulation aux caractères de la vraie difformité. Quoi qu'il en soit, la déviation simulée par exagération est aussi facile à reconnaître et à distinguer que la difformité complètement simulée : c'est ce que je voulais démontrer.

Il y aurait encore des moyens d'altérer les formes naturelles propres aux déviations pathologiques, autres que ceux que je viens d'examiner. On pourrait, par exemple, imprimer au tronc un mouvement de rotation sur son axe, qui reporterait un des côtés en arrière, l'autre en avant; on pourrait élever ou abaisser une épaule plus que l'autre, les rapprocher ou les séparer, en un mot, imprimer au tronc des apparences autres que celles qui résultent de la déviation pathologique ou de la déviation simulée; mais, ainsi que je l'ai dit dans ma lettre à l'Académie (voir ci-contre), ces altérations des formes primitives de la déviation n'ont rien de commun avec les caractères des déviations simulées ou exagérées: elles n'arriveraient jamais à faire disparaître entièrement ces caractères, encore moins à emprunter ceux de la difformité véritable; des yeux exercés parviendront toujours à faire la part des apparences qui devront être mises sur le compte de l'une ou de l'autre difformité.

En résumé, et sans avoir besoin de formuler en tableau les différences établies entre ces deux ordres de faits, on peut dire que toute déviation simulée par exagération présente toujours: 1° Les traces de deux ou trois courbures primitives avec les caractères de la torsion qui les accompagne; 2° la flexion de totalité de la colonne au niveau de la région dorsale inférieure, avec plis à la peau du côté de la concavité; 3° un défaut de rapport entre la flèche de la courbure principale et le degré de la torsion; 4° finalement, une inclinaison du sommet du tronc qui le maintient en dehors de la verticale d'une quantité incompatible avec le maintien de l'équilibre.

Je n'ai traité, dans ce chapitre, que de l'exagération des déviations latérales aux formes les plus communes, et dont les courbures principales occupent les régions dorsale et dorso-lombaire; mais il en est un très petit nombre, il est vrai, dont les courbures occupent des portions intermédiaires de la colonne : celles-là peuvent encore être exagérées par le procédé que j'ai indiqué mais les apparences ne sont pas tout-à-fait les mêmes; elles empruntent de leur siége différent quelques différences qui les rendent peut-être plus difficiles à reconnaître. Ainsi, la courbure supérieure, quand elle occupe les premières vertèbres dorsales, paraît réellement augmentée : seulement il y a toujours un certain degré d'inclinaison du sommet de la colonne et une disproportion entre la torsion et la flèche de la courbure.

§ IV. — Des déviations latérales dissimulées.

J'ai dit plus haut que la dissimulation des déviations réelles, dans un certain but, n'est, avec les différens genres de simulations, que la continuation d'un même fait. J'ai dit en outre que dans maintes circonstances on paraissait avoir eu besoin de cacher la difformité réelle ou au moins d'en masquer quelques degrés, comme dans d'autres circonstances on avait eu besoin de la simuler de toute pièce ou de l'exagérer. Ajoutons qu'indépendamment de ces circonstances, trop bien établies dans leur généralité pour avoir besoin d'être étayées de faits particuliers, il peut encore en exister d'autres où l'amour-propre d'une famille ou tout autre motif d'intérêt puisse faire recourir à la dissimulation partielle ou totale d'une difformité. Tout cela légitime donc l'examen que je vais faire des moyens d'arriver à cette dissimulation et des moyens de la reconnaître.

On conçoit qu'il ne peut être ici question des artifices de toilette à l'aide desquels on masque plus ou moins bien les apparences d'une déviation. Cette dissimulation, fort innocente en elle-même, ne fait que cacher les formes tout-à-fait extérieures, sans rien changer au fond. La déviation conserve en réalité tous ses caractères et tous ses degrés; elle est seulement costumée de façon à faire ignorer son existence. La dissimulation réelle, au contraire, parvient à modifier, sinon à effacer les caractères immédiats de la difformité; en sorte qu'examinée à nu, elle paraît diminuée et les accidens matériels qui l'accompagnent sont moins prononcés que lorsqu'elle est abandonnée à elle-même. C'est de cette seule dissimulation que j'ai à m'occuper.

Il y a plusieurs moyens de dissimuler une déviation latérale, et ces moyens diffèrent suivant l'espèce de déviation à laquelle on a affaire. Disons immédiatement que toute déviation dorsale moyenne du second degré avec une torsion proportionnée est peu susceptible d'être dissimulée, à moins qu'elle ne soit récente et n'ait lieu chez un sujet dont la colonne jouit d'une grande flexibilité. Les déviations qui peuvent être dissimulées avec le plus de succès sont celles qui occupent la région dorso-lombaire. Parmi ces dernières, il en est qu'on peut faire disparaître complètement, et il en est qu'on peut à peine diminuer, quelque moyen qu'on emploie. Celles qui peuvent être effacées sont les déviations que j'ai appelées *musculaires passives :* elles consistent, comme leur désignation l'indique, dans un défaut de résistance des muscles de la colonne, et résultent, comme je l'ai établi, d'une faiblesse maladive, d'une élongation trop rapide ou disproportionnée de la colonne, d'une attitude vicieuse longtemps prolongée, enfin d'une inégalité de longueur dans les membres pelviens. Toutes ces déviations ont cela de commun que, jusqu'au second degré inclusivement, elles disparaissent ou au moins diminuent considérablement pendant le décubitus en pronation. Cela prouve que les ligamens et les muscles n'ont pas encore subi le raccourcissement consécutif qui les fait s'adapter au rapprochement de leurs points d'insertion. Dans cette condition, il est presque toujours possible de les dissimuler : il suffit pour cela de faire tenir le sujet debout sur la pointe du pied correspondant à la concavité de la courbure principale, ou bien d'exhausser la chaussure de ce côté, ou bien de faire fléchir le genou du côté opposé ; en un mot, de faire élever le bassin du côté de la convexité de la courbure dorso-lombaire, de manière à entraîner la colonne dans son mouvement d'inclinaison, et par conséquent à lui faire décrire une courbure dorso-lombaire directement opposée à celle qui existe. C'est qu'en effet cet ordre de déviations (musculaires passives) occupe la portion de la colonne qui est le siége des déviations simulées, et que les conditions propres à produire la dissimulation sont les mêmes qu'on emploie pour effectuer ces dernières. En d'autres termes, la dissimulation d'une déviation existante, c'est la production d'une déviation simulée du côté opposé. Quant aux courbures de balancement qui occupent les parties supérieures de la colonne, elles obéissent à la même influence ; la correction de la première courbure tend à effacer la courbure placée au-dessus, et le redressement de celle-ci à produire la disparition de la troisième. Les choses ne se passent pas toujours d'une manière aussi régulière : il est même peu de cas où la disparition de la déviation pathologique s'opère d'une manière complète. Toutefois j'en ai rencontré plusieurs ; j'ai eu occasion entre autres de faire voir à quelques membres de l'Académie des sciences un jeune homme de quatorze ans et une jeune fille de quinze ans, atteints tous deux d'une déviation musculaire passive dorso-lombaire, et chez lesquels on pouvait non seulement faire disparaître la difformité existante, mais arriver même à produire instantanément une déviation en sens inverse, au moyen de mon fauteuil à obliquation du bassin. Cet appareil en effet m'a été suggéré par mes recherches sur les déviations simulées, et le principe sur lequel il repose n'est autre que le principe qui m'a servi à dévoiler et à reconstruire toutes ces inspirations de la ruse. Les extrêmes se touchent.

Les déviations dorso-lombaires, musculaires actives ou osseuses, ne cèdent pas aussi facilement aux tentatives de dissimulation. Presque toujours la torsion est trop prononcée, la rétraction des muscles trop considérable, pour qu'on puisse espérer une grande modification; une autre raison encore s'y oppose, c'est que le siége des courbures ne correspond pas toujours, comme dans les déviations musculaires passives, aux points les plus mobiles de la colonne, c'est-à-dire à ceux qui sont le siége des déviations simulées. Toutefois il est rare que les conditions statiques, indiquées précédemment, ne parviennent pas à diminuer l'apparence au moins de la déviation. Quand la courbure ne cède pas ou ne cède que très peu, il peut arriver que le tronc entier éprouve un mouvement d'inclinaison sur le bassin en sens inverse de l'inclinaison qu'il affectait; quoique les courbures restent absolument les mêmes, les apparences de la difformité diminuent; l'on peut faire prendre ce changement pour une amélioration d'un traitement, et masquer aux yeux de personnes non prévenues de l'artifice les véritables caractères et la véritable étendue de la difformité.

Enfin il est encore un dernier ordre de moyens de dissimuler partiellement au moins certaines déviations même très avancées et occupant la région dorsale moyenne de la colonne, avec torsion proportionnée des vertèbres. Ces moyens que j'appellerai *actifs* par opposition aux précédens qui peuvent être considérés comme *passifs*, puisqu'ils agissent pourainsi dire à l'insu du sujet, ces moyens, dis-je, consistent dans certaines contractions volontaires des muscles du dos, qui, agissant conjointement avec l'élévation du bassin, parviennent à diminuer sensiblement la courbure principale du dos. Ce mouvement est tout volontaire et instinctif. Il m'a été révélé par une jeune personne de seize ans, qui était atteinte d'une déviation latérale droite dorsale moyenne au troisième degré. Elle était parvenue d'elle-même et après de nombreux essais à ramener temporairement la déviation du troisième au deuxième degré. Dire précisément par quel mécanisme, je ne le pourrais, car tous les muscles du dos paraissaient entrer simultanément en contraction, et le résultat quoique simple était évidemment le produit de toutes ces contractions s'influençant réciproquement.

Avoir fait connaître les différens mécanismes à l'aide desquels on parvient à dissimuler tout ou partie d'une déviation latérale, c'est avoir indiqué d'avance les moyens de reconnaître ces artifices. S'il est vrai que la dissimulation d'une déviation soit la production d'une déviation purement simulée du côté opposé, il suffira de se rappeler que ces dernières ne sont que le résultat d'attitudes dans lesquelles le bassin est incliné latéralement; or j'ai indiqué plus haut toutes les manœuvres propres à atteindre ce résultat. Quant aux caractères immédiats des déviations dissimulées, ils diffèrent suivant que l'on a affaire à une déviation musculaire passive, c'est-à-dire qui puisse s'effacer entièrement, ou bien à une déviation qui ne s'efface qu'incomplètement. Dans le premier cas, rien ou presque rien n'indique qu'il y ait réellement déviation. La peau seule qui est habituellement distendue par la torsion de la colonne du côté de la convexité de la courbure, et revenue un peu sur elle-même du côté concave, présente par le redressement quelques plis du côté où était la convexité et se montre plus tendue du côté où était la concavité. Dans le second cas, c'est-à-dire quand la déviation ne cède pas, mais est masquée en partie par un certain degré d'inclinaison inverse du tronc sur le bassin, on aperçoit directement les caractères de cette inclinaison, et mieux les conditions matérielles statiques qui la produisent. Quand la dissimulation est active, elle est plus facile encore à reconnaître; tous les muscles du dos sont dans un état de contraction évidente, durs, saillans sous la peau; il suffit dans ce cas d'une légère surprise, comme d'une piqûre ou du simple toucher, pour faire cesser la contraction, et par conséquent ramener la difformité à son état primitif.

§ V. — Mécanisme des caractères différentiels des déviations simulées, provoquées, exagérées, dissimulées et pathologiques.

Après avoir indiqué les différentes manières de produire des déviations simulées, provoquées, exagérées et dissimulées; après avoir fait l'histoire naturelle de leurs caractères anatomiques, comparés à ceux des déviations pathologiques, il me reste à déterminer les causes de leurs analogies et de leurs différences.

Plusieurs questions importantes et curieuses d'anatomie, de physiologie et de pathologie se rattachent à cette discussion. Pourquoi les déviations simulées de l'épine offrent-elles cette conformité si constante de caractères, et d'oppositions si tranchées avec les déviations pathologiques? Pourquoi affectent-elles toujours le même siége, la même disposition, la même direction, n'ayant jamais qu'une seule courbure, sans autres différences que celles du degré? Pourquoi les déviations provoquées ont-elles des caractères différens des simulées, différens des exagérées, différens des pathologiques? Pourquoi les déviations exagérées participent-elles à la fois des caractères propres aux déviations simulées et de ceux des déviations pathologiques? La première réponse à ces questions, réponse qui les domine toutes, c'est que «les causes essentielles des difformités possèdent une telle spécificité d'action à l'égard des déformations auxquelles elles donnent naissance, que chacune de ces causes se traduit à l'extérieur par des caractères qui lui sont propres, et à l'aide desquels on peut toujours, par la difformité, diagnostiquer la cause, et par la cause, diagnostiquer la difformité (1).» Cette loi,

---

(1) Loi de causalité des difformités du système osseux. (Rapport sur le concours pour le grand prix de chirurgie, p. 17.)

je l'ai appliquée pour la première fois à la détermination des difformités qui font l'objet de ce mémoire; aussi va-t-elle trouver une entière confirmation dans l'analyse des conditions de leurs manifestations différentielles.

Et d'abord pour simplifier les termes de la discussion établissons un fait qui dissipera immédiatement beaucoup de difficultés apparentes. Nous avons montré que les déviations simulées, provoquées, exagérées, dissimulées et pathologiques offrent des différences très remarquables entre elles, différences qui suffisent pour permettre à l'œil un peu exercé de les distinguer les unes des autres dans le plus grand nombre des cas. Cependant toutes ces différences ne sont pas essentielles : quelques-unes résultent d'associations variées de deux seules oppositions radicalement différentes, à savoir : la déviation latérale simulée et la déviation latérale pathologique. En effet, la déviation provoquée, c'est la simulée avec quelques-uns des caractères de la déviation pathologique; l'exagérée, c'est la difformité pathologique avec quelques-uns des caractères de la déviation simulée ; la dissimulée, c'est la difformité pathologique masquée ou obscurcie par quelques-uns des caractères de la déviation simulée, agissant en sens inverse; en sorte qu'en définissant complètement les deux termes opposés dont les différentes combinaisons donnent lieu aux associations que je viens d'indiquer, on aura la solution de tous les élémens du problème. C'est ce qui résultera, je pense, de l'analyse à laquelle je vais me livrer.

Dire que la déviation simulée produit toujours des caractères différens des caractères de la déviation pathologique, à cause de l'essentialité différente des causes qui leur donnent naissance, c'est énoncer une vérité abstraite, qui ne peut être admise sur son simple énoncé qu'autant qu'elle aura été établie dans toute sa généralité. Pour nous, cette condition n'a plus à être remplie : mais la science n'en est pas encore arrivée à ce point. Pour hâter ce progrès nous ajouterons que toute cause essentielle n'est telle qu'à la condition de mettre en jeu certains élémens déterminés, de les mettre en jeu d'une certaine manière, avec certains résultats qui sont pour elle toujours les mêmes, et toujours différens par rapport à une autre cause essentielle qui emploie à son tour d'autres élémens, d'une autre manière et avec d'autres résultats. La déviation simulée et la déviation pathologique remplissent exactement ces conditions, du moins dans leur grande généralité; car, ainsi que j'aurai occasion de le montrer, il y a des déviations pathologiques qui empruntent dès leur origine quelques-unes des conditions mécaniques ou statiques des déviations simulées; alors elles ont avec ces dernières quelques caractères communs, mais toujours avec un ensemble de différences qui suffisent pour ne pas les laisser confondre.

La déviation simulée, avons-nous dit, est toujours uniforme dans ses apparences, au degré près; cette uniformité ne peut exister qu'autant qu'il y ait dans la colonne certaines dispositions anatomiques spéciales, toujours et exclusivement mises en jeu par les conditions primitives de la déviation simulée. Il faut qu'il y ait dans la constitution de l'épine et de ses annexes des dispositions qui expliquent pourquoi dans la déviation simulée l'épine s'incline toujours par un mouvement de totalité sur le bassin; pourquoi elle s'infléchit toujours uniformément dans le même point, à l'union de la région dorsale avec la région lombaire; pourquoi ces déviations manquent toujours du caractère pathognomonique des déviations morbides, de la *torsion*, qui suit comme l'ombre le développement de ces dernières, à quelque degré et dans quelque point qu'on les observe; pourquoi la colonne ne décrit qu'une courbe dans les déviations simulées, au lieu de deux ou trois que l'on observe toujours dans celles qui sont le produit spontané de la nature; pourquoi enfin les déviations simulées peuvent se produire, se suspendre et se reproduire instantanément avec le même ensemble d'apparences, tandis qu'il faut pour la production des déviations pathologiques un ensemble de circonstances et une durée d'action qu'il n'est jamais permis d'improviser. J'ai trouvé peu d'élémens dans les livres pour éclairer ces difficultés. L'observation directe et l'expérience m'ont aidé à les résoudre.

Voyons d'abord les dispositions spéciales de la colonne. On sait que les apophyses articulaires des vertèbres offrent des différences assez considérables dans les diverses régions de l'épine. Outre les différences de direction constatées jusqu'ici, j'ai remarqué des dispositions toutes spéciales dans les facettes articulaires des onzième et douzième dorsales d'abord. Ces dispositions consistent d'une part dans la direction complètement perpendiculaire et transversale de ces facettes; et, de l'autre, dans une espèce de rainure formée par un prolongement en haut et en dedans du tubercule supérieur de l'apophyse transverse de la douzième dorsale, qui se recourbe à la façon d'un crochet, de manière à convertir en gouttière transversale l'espace compris entre cet appendice et l'apophyse articulaire supérieure de la même vertèbre. Dans cette rainure est reçu le bord inférieur de la facette articulaire de la onzième dorsale, qui y glisse sans le moindre obstacle pendant les mouvemens de flexion latérale de la colonne. Cette double disposition est d'autant plus remarquable qu'elle contraste avec les dispositions brusquement opposées des articulations vertébrales situées immédiatement au-dessous, à partir de l'articulation de la douzième dorsale avec la première lombaire. Ces modifications articulaires auxquelles il faut ajouter une plus grande épaisseur des disques inter-vertébraux, dans ce point, m'ont paru propres à favoriser spécialement les mouvemens de flexion latérale. Je signalerai encore entre la onzième et la douzième dorsales principalement, et entre quelques vertèbres qui les précèdent, deux dépresssions, espèces de prolongemens des facettes articulaires situées au-dessous et en dedans des apophyses obliques supérieures, au bord supérieur de la racine de l'apophyse épineuse, et deux éminences articulaires correspondantes, formées par des prolongemens des apophyses obliques inférieures. On ne peut méconnaître, dans ces appendices articulaires, des surfaces de glissement supplémentaires attestant des contacts passagers pendant les mouvemens de flexion latérale de la colonne. J'ai remarqué d'ailleurs que les petites capsules qui entourent les apophyses articulaires unissent moins étroitement leurs surfaces, et sont plus lâches dans ce point de la colonne que dans d'autres. Il convient d'ajouter que les articulations des vertèbres qui précèdent les onzième et douzième dorsales offrent une dégradation des dispositions spéciales qui existent dans les apophyses articulaires de ces dernières : ce qui explique pourquoi le segment supérieur de la courbe résultant de la flexion de l'épine est régulièrement décroissant, et paraît se fondre graduellement avec la partie où se trouve l'articulation centrale de ce mouvement.

Les dispositions articulaires que je viens de signaler entre les onzième et douzième dorsales se répètent à peu près, du moins eu égard aux vertèbres superposées, entre la dernière vertèbre lombaire et le sacrum. Les apophyses articulaires de ces vertèbres ne sont pas aussi complètement verticales et transversales qu'entre les onzième et douzième vertèbres dorsales; mais comparées à celles des vertèbres lombaires entre elles, elles offrent une opposition si grande qu'il n'est pas possible d'y méconnaître la condition exceptionnelle d'un mouvement exceptionnel. Ainsi que je l'avais remarqué pour les apophyses articulaires des vertèbres superposées à la onzième, celles des vertèbres superposées à la dernière lombaire offrent une décroissance régulière des dispositions mieux arrêtées entre la dernière lombaire et le sacrum; si bien que l'articulation de la dernière dorsale avec la première lombaire offre une opposition complète avec l'articulation lombo-sacrée; tandis que toutes les articulations intermédiaires offrent une graduation régulière entre ces deux extrêmes; ce qui fait que l'inclinaison de la colonne sur le bassin s'effectue comme celle de la région dorsale sur la région lombaire, par un segment de courbe répartie d'une manière décroissante entre les articulations placées au-dessus de celle qui est le centre du mouvement.

Outre les conditions articulaires spéciales inhérentes à la colonne, il fallait encore pour produire toujours les mêmes résultats, dans une même région, des moteurs dont l'action fût spécialement circonscrite à cette région. C'est, en effet, ce qui se passe à l'égard de la flexion volontaire du rachis et de son inclinaison sur le bassin. Les muscles affectés à ces mouvemens sont si bien disposés que les insertions des uns tirent spécialement sur les deux extrémités de la courbe dont le sommet répond à l'union de la onzième avec la douzième dorsales; et que les autres tirent obliquement de la colonne au sacrum, de manière à faire retentir leur action au niveau de l'articulation lombo-sacrée, en inclinant cette dernière sur le bassin. Ce sont en premier lieu les faisceaux spinaux du long dorsal; c'est le long dorsal lui-même; en second lieu, c'est le sacro-lombaire, c'est le carré des lombes, ce sont les grand et petit obliques, dont la contraction d'un seul côté détermine tour à tour la flexion de la colonne, et son inclinaison de totalité sur le bassin; en sorte qu'au niveau des surfaces articulaires spéciales, il devait y avoir et il y a des agens de flexion et d'inclinaison qui les mettent en jeu: comme aussi aux points où retentit le plus fortement l'action musculaire spéciale, il devait y avoir et il y a des dispositions articulaires propres à en recevoir et à en faciliter l'influence. Voilà pour le siége anatomique des déviations simulées (1).

En raison des dispositions articulaires spéciales que je viens d'indiquer et des rapports des muscles de l'épine avec ces dispositions, il demeure donc établi que la colonne s'infléchit et s'incline latéralement dans des points déterminés, et que ces mouvemens se reproduisent toujours, non-seulement dans les mêmes points, mais avec les mêmes formes. Or, que sont ces mouvemens, sinon des attitudes physiologiques mises en action par certaines conditions statiques qui se répètent à chaque instant chez l'homme, à son insu, ou sous l'influence de sa volonté ? En effet, toutes les fois que le tronc cesse d'être en équilibre par l'effet d'une inclinaison latérale du bassin, soit pendant la marche, soit pendant la station sur une seule jambe, il ne se replace dans la ligne de gravité qu'au moyen d'un mouvement de flexion et d'inclinaison de l'épine, en sens opposé à l'inclinaison du bassin. On n'avait pas remarqué jusque-là les apparences extérieures qu'affecte la surface dorsale pendant ces mouvemens, et on n'avait pas saisi surtout l'identité complète qu'il y a entre ces apparences et les caractères extérieurs des déviations simulées. Et pourtant il n'y a aucune différence. D'où il résulte que la déviation simulée n'est que le

---

(1) Je n'ai fait qu'indiquer ici ces conditions anatomiques des mouvemens spéciaux de la colonne vertébrale, parce que ces indications suffisent à l'intelligence des faits que j'avais à signaler. On trouvera dans mon MÉMOIRE SUR LES MOUVEMENS PARTICULIERS DE LA COLONNE VERTÉBRALE, tous les développemens que cet intéressant et fécond sujet comporte. Ce mémoire paraîtra prochainement.

résultat d'une attitude physiologique, consistant dans un mouvement de flexion et d'inclinaison de l'épine, mis en jeu par l'inclinaison du bassin. Qu'on se rappelle en effet les conditions que nous avons fixées pour la production des déviations simulées, provoquées, exagérées et dissimulées, et l'on verra que tous ces résultats sont des produits d'une même cause, c'est-à-dire de la seule inclinaison du bassin, provoquant un mouvement inverse de la colonne. Voilà qui explique comment les déviations simulées ont toujours le même siége, les mêmes caractères; comment les déviations provoquées conservent toujours quelques élémens qui trahissent leur origine; comment les exagérées ne sont que la combinaison d'une déviation réelle avec l'attitude de la déviation simulée, agissant toutes deux dans le même sens; comment la déviation dissimulée n'est au contraire que la déviation réelle avec la déviation simulée, agissant en sens inverse l'une de l'autre.

Ce qui précède suffirait déjà pour rendre compte de l'absence des caractères de la déviation simulée dans la déviation pathologique, et de l'absence des caractères de la déviation pathologique dans la déviation simulée : car d'un côté c'est un mouvement physiologique temporaire, une attitude produite et effacée instantanément; de l'autre, un état pathologique permanent déterminé à la longue. Mais nous voulons donner pour le mécanisme des caractères pathologiques, des motifs aussi explicites que pour ceux des déviations simulées, et montrer parallèlement, dans les deux ordres de faits opposés, l'absence et la présence des conditions qui les produisent.

Déterminer pourquoi le phénomène de la torsion de l'épine manque dans les courbures simulées, c'est démontrer l'absence des conditions qui développent ce phénomène, si constant dans les déviations morbides; et c'est partir de la connaissance des agens et du mécanisme suivant lequel elle se produit. Jusqu'ici aucun auteur n'avait donné une explication satisfaisante de la torsion, parce qu'aucun n'avait considéré le fait comme primitif, comme constant, comme capital; mais seulement comme un résultat plus ou moins secondaire de la déviation.

Je m'abstiens de discuter les opinions qui ont été proposées à cet égard, pour me renfermer dans l'énoncé pur et simple de la théorie que j'ai exposée ailleurs.

Lorsqu'une force quelconque tend à courber la colonne vertébrale dans le sens latéral, elle n'obéit pas directement à cette impulsion, parce qu'elle se trouve dans le cas d'une tige qu'on veut fléchir sur une arête, ou dans le sens de sa plus grande épaisseur et de sa plus grande résistance. Qu'arrive-t-il alors ? La colonne fixée par ses extrémités éprouve dans les points soumis immédiatement à la force de flexion, un mouvement de torsion qui lui permet de présenter son côté ou sa face la moins épaisse et la moins résistante. Les conditions qui déterminent forcément ce résultat sont de deux ordres : les premières tiennent aux dispositions articulaires de l'épine même, à la direction des facettes articulaires, qui, dans les régions cervicale et dorsale, sont obliques d'arrière en avant et de dedans en dehors et dans la région lombaire, regardent à peu près directement en dedans et en dehors; les secondes conditions de la torsion dépendent des parties environnantes, et sont dues à la résistance et à la réaction des muscles latéraux de l'épine, tous situés à sa partie postérieure, et dont les insertions et la direction sont parallèles ou obliques, par rapport à l'axe spinal; tels sont principalement les faisceaux costaux et transversaires du long dorsal, les transversaires épineux; tous, lorsqu'ils éprouvent le tiraillement déterminé par une flexion latérale, circonscrite et prononcée, opposent de la résistance d'abord, et se contractent ensuite. Indépendamment de la résistance commune qu'ils opposent, quelques-uns, comme les transversaires épineux, agissent sur les apophyses épineuses comme sur des bras de levier qu'ils retiennent conjointement avec les aponévroses auxquelles adhère leur sommet, tandis que les corps vertébraux, entièrement libres, obéissent directement à l'effort fléchissant; ce qui explique en même temps comment la torsion s'exécute sur un axe passant par le sommet des apophyses épineuses, et rend compte du développement constamment plus grand des courbures antérieures, par rapport aux postérieures (1).

---

(1) Je me borne à ce simple énoncé du mécanisme de la torsion: on trouvera

Ces conditions matérielles qui produisent la torsion dans les déviations pathologiques manquent évidemment dans les déviations simulées. J'ai signalé plus haut les dispositions spéciales et exceptionnelles de l'articulation de la onzième vertèbre dorsale avec la douzième, et de l'articulation de la dernière lombaire avec le sacrum; ces dispositions, auxquelles il convient d'ajouter une hauteur plus marquée en ce point des disques inter-vertébraux, favorisent au plus haut degré le mouvement directement latéral de flexion et d'inclinaison de la colonne, et neutralisent dans certaines limites les conditions de la torsion. D'ailleurs, les dispositions anatomiques propres aux articulations des onzième et douzième vertèbres dorsales, et de la dernière lombaire avec le sacrum, ne s'arrêtent pas brusquement à ces vertèbres, mais se montrent encore d'une manière décroissante dans les vertèbres qui leur sont superposées; il en résulte que les mouvemens de flexion et d'inclinaison qu'ils déterminent ne sont pas invariablement circonscrits aux centres où ils se produisent, mais s'étendent encore aux vertèbres superposées, en proportion de leur participation aux conditions spéciales de ces mouvemens. La conséquence de ces faits est que la courbe produite par l'inflexion et l'inclinaison de la colonne, se répartissant sur une assez grande étendue de la colonne, produit un arc appartenant à un grand rayon de courbure, ce qui ne met que très faiblement en jeu la résistance et la contraction des muscles des gouttières vertébrales. Cela est si vrai, que lorsqu'on veut porter la flexion physiologique du rachis à son plus haut degré, on aperçoit un commencement de torsion caractérisée par le soulèvement des muscles sacro-lombaire et long dorsal; dans ce cas, en effet, on diminue le rayon de courbure comme dans les courbures pathologiques; on distend les muscles en éloignant leurs points d'insertion; on force les vertèbres dorsales et lombaires qui avoisinent les onzième et douzième borsales, à participer à la flexion au-delà de la limite de leurs conditions articulaires, et l'on provoque ainsi les élémens de torsion qu'elles portent avec elles et qu'elles développent

---

dans mon travail couronné par l'Académie des sciences, tous les développemens qu'exige la détermination de ce phénomène important et compliqué.

toujours dans les courbures plus ou moins circonscrites des déviations pathologiques.

Pourquoi les déviations simulées n'offrent-elles qu'une seule courbure, et sont dépourvues des courbures dites de balancement, qui reportent le tronc dans la ligne de gravité? L'expérience physiologique et l'analyse anatomique sont d'accord pour établir l'impossibilité du fait contraire. Les courbures supplémentaires devraient occuper une partie de la région dorsale; or, physiologiquement, il est impossible d'improviser une courbure dorsale circonscrite à cette région; il est même difficile d'obtenir un degré de flexion latérale de totalité très obscur occupant toute cette portion du rachis. Les dispositions des apophyses articulaires empêchent matériellement cette flexion. Cet obstacle s'accroît encore de la présence des côtes et des muscles qui les environnent. Il n'y a d'ailleurs au niveau de la région dorsale aucun muscle destiné à fléchir latéralement cette portion du rachis, comme il en existe pour les régions cervicale et dorso-lombaire. Ainsi, les dispositions anatomiques s'opposent à l'établissement instantané d'une courbure de balancement, et les agens physiologiques manquent pour la produire.

Il n'en est pas de même des déviations pathologiques. Jamais il n'y a de déviation à une seule courbure. Tous les livres qui traitent des difformités de l'épine admettent, je le sais, l'existence de déviations à une comme à deux, comme à trois courbures. C'est une erreur grave que l'observation et le raisonnement démontrent d'un commun accord. J'ai rassemblé et décrit pour le concours du grand prix de chirurgie de l'Académie des sciences, tous les exemples de déviations de l'épine conservés dans les différens musées de la capitale; j'en ai préparé ou fait préparer un assez grand nombre pour mon cabinet particulier : toutes ces pièces, ainsi que les très nombreux exemples de déviations que j'ai observées sur le vivant, m'ont offert deux, trois, et quelquefois quatre courbures alternes : presque toujours trois, très rarement deux, et jamais une seule. Tous les auteurs, sans doute, avaient dit et répété le contraire jusqu'ici, mais leur erreur s'explique aisément en ce qu'ils avaient pris pour des déviations à une courbure celles dans lesquelles il n'y a qu'une seule courbure accusée en arrière par le sommet des apophyses épineuses. Or, j'ai établi (1) que toute déviation latérale commence par la rotation des vertèbres sur un axe passant par le sommet de leurs apophyses épineuses. D'où il résulte que toute déviation à sa première période n'est point encore appréciable en arrière à la direction des apophyses épineuses, alors qu'en avant les corps vertébraux décrivent déjà une série de courbes alternes de plusieurs lignes de flèche. Presque jamais ces courbes ne sont du même degré : l'une d'elles, la moyenne ou l'inférieure, est plus forte que les deux autres ; elle seule est appréciable à la direction des apophyses épineuses. Voilà pourquoi on a admis des déviations à une courbure. Pour mieux démontrer que telle avait bien été la source de la méprise des auteurs, un médecin qui avait pris une part active à ce débat est venu présenter à l'Académie, comme exemple d'une déviation à une seule courbure, une pièce anatomique qui en offrait quatre. La colonne, examinée en arrière, ne paraissait, en effet, décrire qu'une seule courbe, mais vue en avant elle en montrait quatre (2). Comme l'auteur de la communication dont il s'agit, tous ceux qui avaient admis précédemment l'existence des déviations à une seule courbure s'étaient contentés de regarder les colonnes vertébrales en arrière. Mais il n'était même pas nécessaire de regarder en avant pour être convaincu que les déviations à une seule courbure ne peuvent exister. Il suffit de faire remarquer que dans les déviations que l'on considère comme telles, et qui n'offrent en apparence qu'une seule courbure, la courbure n'occupe qu'une partie de la colonne; celle-ci, dans ses autres points, paraît se confondre avec la verticale. Or, il est physiquement impossible qu'une courbe occupe le trajet d'une ligne droite, sans courbure ou angle de retour, à moins que toute la ligne ne participe à la courbure. Pour rendre la démonstration de cette impossibilité plus matérielle, il suffit de continuer l'arc de la courbure qu'on aperçoit en arrière sur le trajet de la colonne ; au moment où

(1) Rapport cité, page 13.

(2) Gazette Médicale, année 1836, page 395.

elle traverse la verticale, on voit que sa tangente forme, avec cette dernière, un angle d'autant plus ouvert que le rayon de courbure est plus petit. Le segment prolongé ne peut donc revenir dans la verticale qu'à la condition de former un angle ou une courbe de retour. Il est inutile d'insister pour montrer que l'établissement des courbes multiples alternes dans les déviations pathologiques est un fait aussi nécessaire qu'il est constant. L'instinct de l'équilibre et les efforts incessans du tronc pour le maintenir et le rétablir quand il est perdu, sont la raison première et suffisante de cette pluralité simultanée de courbures, sans compter qu'il y a d'autres élémens même dans l'essence des causes des déviations qui décident primitivement de l'existence de plusieurs courbures opposées dans une déviation latérale. Ce n'est pas le lieu de m'arrêter à ces considérations : l'autorité du fait suffit à l'établissement des caractères différentiels tirés du nombre de ces courbures.

Enfin, pourquoi tant d'uniformité dans les déviations simulées et les composés qui en dépendent, et tant de variété dans les déviations pathologiques? Je l'ai dit, dans les déviations simulées, provoquées, exagérées, dissimulées, c'est toujours la même cause, le même produit ; c'est l'inclinaison du bassin provoquant en sens inverse la flexion et l'inclinaison de la colonne, ou la flexion et l'inclinaison d'emblée, par l'action musculaire directe ; dans les deux cas, c'est toujours le résultat d'une attitude physiologique, produite par les mêmes conditions articulaires et servie par les mêmes muscles. Dans les déviations pathologiques, au contraire, tous ces élémens changent et avec eux changent les résultats ; ce sont des causes multiples, diverses et complexes, par conséquent ce n'est plus le même siége, la même direction, les mêmes degrés, les mêmes formes; les muscles, les surfaces articulaires, les ligamens, les os eux-mêmes, changent de rapport, de dimension, de direction et de consistance, parce que les influences qui les mettent en jeu sont insolites, étrangères, et presque toujours en opposition avec les influences physiologiques. Ce sont, d'ailleurs, des effets qui deviennent causes à leur tour ; c'est l'étendue, le nombre et le degré relatif des courbures qui accentuent différemment la surface dorsale ; c'est la torsion qui imprime à chaque courbure, suivant son siége, son degré, son étendue, son ancienneté, une physionomie et des reliefs différens. C'est, en un mot, un ensemble d'élémens producteurs, se mêlant, s'enchevêtrant les uns dans les autres, et donnant lieu à un ensemble de produits en rapport avec le nombre et la variété de leurs combinaisons.

Après avoir analysé le mécanisme suivant lequel les caractères différentiels des déviations simulées et des déviations pathologiques se produisent, il me resterait à appliquer les lumières que j'en ai tirées aux différentes combinaisons dont ces deux termes primitifs sont susceptibles, et donner, par exemple, la raison des caractères propres aux déviations provoquées, exagérées et dissimulées. Mais je l'ai déjà fait remarquer : le mécanisme des deux termes composans étant connu, on peut en déduire celui de leurs composés. Ainsi, quelle que soit la cause de la déviation provoquée, elle commence toujours par la flexion et l'inclinaison physiologiques de l'épine et revêt les caractères propres à ces points de départ ; quelle que soit la déviation pathologique que l'on tentera d'exagérer, quel que soit son siége, le nombre de ses courbures, l'exagération n'en consistera pas moins dans l'addition des caractères de la flexion et de l'inclinaison, qui modifieront d'autant plus les caractères primitifs de la déviation que sa cause sera plus éloignée de celles qui agissent en se servant des articulations spéciales de la colonne. Enfin, quelle que soit la déviation qu'on tentera d'effacer en tout ou en partie, la diminution de ses caractères ne sera toujours que le résultat de la flexion et de l'inclinaison physiologiques de la colonne en sens opposé, et cette diminution ne sera réelle qu'autant qu'elle s'appliquera à des déviations statiques ou musculaires, lesquelles, comme je l'ai établi, mettent en jeu les mêmes articulations, quoique avec d'autres élémens que les déviations simulées. On retrouve donc, avec la plus grande facilité, dans chacune de ces combinaisons, les conditions anatomiques, physiologiques, statiques et pathologiques, qui expliquent le mécanisme des deux termes primitifs dont elles se composent.

Si les considérations auxquelles je viens de me livrer pour rendre raison des différences qui existent entre les déviations simulées, provoquées, exagérées, dissimulées et les déviations morbides, ne portaient pas la conviction dans tous les esprits, je me retrancherais rigoureusement dans l'énoncé pur et simple de leurs caractères naturels, dégagés de toute espèce d'interprétation et tels que chacun peut les vérifier.

Mais comment a-t-on pu se méprendre jusqu'ici sur des oppositions aussi grandes et aussi capitales que celles qui existent entre les déviations simulées du rachis et celles qui sont le produit spontané de la nature? Cette méprise tient à plusieurs causes : premièrement, parce que personne ne se doutait qu'on pût recourir à ces sortes d'imitations, et personne ne regardait d'assez près pour les reconnaître; secondement, parce que la science ne possédait pas encore de détermination assez précise des caractères des véritables déviations de l'épine, pour distinguer par la simple comparaison celles qui ne répondraient pas à l'ensemble de ces caractères; troisièmement, enfin, parce que ceux qui avaient intérêt à dissimuler les supercheries de ce genre ont eu recours à un artifice que je vais indiquer, et qui a pour but de neutraliser une disposition trop choquante, qui seule suffirait pour trahir la falsification.

J'ai établi plus haut que la flexion volontaire de l'épine est toujours accompagnée d'une inclinaison considérable de l'extrémité supérieure du tronc du côté concave, par le défaut de courbure dorsale en sens opposé. Pour faire disparaître cette inclinaison choquante et caractéristique sur les plâtres destinés à représenter les déviations simulées et leur donner l'apparence des déviations morbides, on coupe obliquement la base de ces plâtres de bas en haut et de gauche à droite, quand la courbure a sa convexité à droite. La portion de plâtre enlevée et qui correspond à la hanche droite détermine un abaissement du plâtre de ce côté, et ramène ainsi l'extrémité supérieure du tronc dans l'axe vertical, sans diminuer en rien l'étendue et la flèche de la courbure.

Des faits anatomiques, physiologiques et pathologiques exposés dans ce mémoire, et de la discussion à laquelle je viens de me livrer, je crois pouvoir conclure :

1° Qu'il est possible, jusqu'à un certain point, d'imiter, de provoquer, d'exagérer et de dissimuler, par de simples attitudes les déviations latérales de l'épine.

2° Que ces imitations imparfaites offrent un ensemble de caractères uniformes et spéciaux à l'aide desquels on peut toujours les reconnaître.

3° Que l'ensemble des caractères des déviations simulées, provoquées, exagérées et dissimulées, ne se retrouve jamais dans les déviations pathologiques et réciproquement.

4° Que les déviations simulées, provoquées, exagérées et dissimulées, quoique le produit d'une même simulation, offrent toutes des différences qui ne permettent pas de les confondre.

COMPTES RENDUS DES DISCUSSIONS

DE L'ACADÉMIE ROYALE DE MÉDECINE,

RELATIVES

AU MEMOIRE QUI PRÉCÈDE;

EXTRAITS DE LA GAZETTE MÉDICALE DE PARIS.

ACADÉMIE DE MÉDECINE.

SÉANCE DU 7 JUIN. — PRÉSIDENCE DE M. LOUYER-VILLERMAY.

(GAZETTE MÉDICALE, 1836, page 378.)

M. Cruveilhier a la parole pour un rapport sur un mémoire de M. J. Guérin, ayant pour titre :

MÉMOIRE SUR LES CARACTÈRES DIFFÉRENTIELS DES DIFFORMITÉS ARTIFICIELLES ET DES DIFFORMITÉS PATHOLOGIQUES DE L'ÉPINE (1).

DISCUSSION.

M. BRESCHET déclare qu'il fait partie de la commission nommée pour examiner le mémoire de M. Guérin, et qu'il a constaté les mêmes faits que vient de signaler M. Cruveilhier.

M. VELPEAU, l'un des membres de la commission de l'Académie, s'est rendu à Clamart avec ses collègues, et là, après un examen scrupuleux, il est demeuré convaincu de la vérité des faits signalés par M. Guérin. Les bases du rapport

---

(1) Voir ce rapport ci-contre, pag. 17.

ont été discutées et arrêtées par la commission ; et si les membres qui la composent n'ont pas signé ce rapport, cela tient à ce qu'ils n'ont pas pu se réunir avant sa présentation à l'Académie ; il n'en est pas moins l'expression fidèle du sentiment unanime de la commission.

Mon intention, dit M. Bricheteau, n'est pas d'examiner en ce moment le rapport sous le point de vue scientifique, je signalerai seulement une phrase qui me paraît hostile à la commission qui fut chargée de faire un rapport sur les observations de M. Hossard, et j'en demande la modification. On y dit formellement que la difformité de Jenny Guéry était artificielle ; or, la première commission l'avait déclarée véritable, et comme il n'est pas encore prouvé pour moi qu'elle se soit trompée, je demande que M. le rapporteur veuille bien changer sa phrase ; et au lieu de faire affirmer par la commission que la difformité de Jenny était artificielle, se borner à dire que tel est le sentiment de M. Guérin.

Si le rapport, répond M. Cruveilhier, contient autre chose que des faits et les conséquences naturelles de ces faits, s'il s'y trouve quelque expression désobligeante pour les membres de l'ancienne commission, il est tout prêt à le modifier. Quant à la phrase attaquée, elle exprime un fait, celui de la ressemblance parfaite du plâtre de Jenny, fourni par M. Hossard, avec celui que M. Bouvier a présenté à l'Académie comme exemple de déviation simulée du rachis ; or, si ce dernier a été moulé sur une courbure artificielle, le premier en provient également.

M. Orfila s'oppose à toute modification du rapport. L'Académie a été évidemment induite en erreur, les faits nouveaux signalés par M. Guérin le démontrent incontestablement ; le rapport de la commission n'exprimant que cela, il n'y a donc rien à y changer. La première commission s'est trompée, c'est un fait prouvé ; mais l'amour-propre des membres qui la composaient ne peut pas être blessé par l'énonciation de ce fait, puisqu'il ne leur était pas possible d'éviter l'erreur.

M. Nacquart voudrait que l'Académie ne se prononçât qu'avec lenteur et réserve dans cette affaire. A part ce qu'il y a de compromettant peut-être pour la dignité de l'Académie, à porter, à distance de quelques mois, deux jugemens contradictoires dans la même matière, il ne pense pas que l'opinion de chacun des membres ait eu le temps de se former sur les nouveaux faits. Quant à lui, sa conviction n'est pas entière ; il demande, en conséquence, l'ajournement de la discussion, jusqu'à ce que de nouvelles expériences viennent ajouter de nouveaux élémens à la découverte de la vérité; à son avis, il y a d'ailleurs des raisons particulières, étrangères à l'Académie, pour l'engager à attendre.

M. Amussat adhère entièrement aux conclusions du rapport.

L'Académie, dit M. Lisfranc, a pu se tromper sur les premiers faits qui ont été soumis à son examen, par la raison d'abord qu'elle renferme peu de monde dans son sein qui se soit occupé spécialement d'orthopédie; mais elle l'a pu d'autant mieux, que personne ne savait, il y a quelques mois encore, qu'il fût possible de produire artificiellement des déviations du rachis. Elle l'a pu d'autant mieux que M. Guérin lui-même, qui signale aujourd'hui la possibilité de cette simulation d'une maladie, s'était trompé sur le compte de Jenny et avait cru sa difformité véritable. Un progrès vient d'être fait, il jette un nouveau jour sur la question; l'Académie n'a donc point à rougir d'une erreur qu'elle ne pouvait éviter, avant que ce progrès fût accompli. On a demandé l'ajournement de la question, mais à quoi bon? Ne possède-t-on pas assez de faits pour prononcer dès à présent? L'Académie ne doit pas hésiter à prendre une décision.

M. Double croit devoir faire remarquer que, si la première commission s'est trompée, son erreur n'a pas été aussi générale qu'on pouvait le croire, car plusieurs de ses membres, en minorité, il est vrai, avaient parfaitement reconnu que la courbure de Jenny avait été, sinon produite par artifice, du moins artificiellement exagérée.

M. Velpeau ne voit rien dans le rapport de M. Cruveilhier qui puisse être considéré comme hostile à l'ancienne commission. M. Guérin est venu présenter à l'Académie un mémoire sur les caractères différentiels des difformités artificielles et des difformités pathologiques de l'épine; une commission a été nommée pour examiner ce travail, et de l'examen et des recherches auxquelles elle s'est livrée, il est résulté pour elle la conviction des faits suivans : Il est possible de produire artificiellement des courbures du rachis; ces courbures ont des caractères qui ne permettent pas de les confondre avec les courbures pathologiques; il est impossible au contraire de leur donner les caractères de ces dernières consistant tous dans l'altération des pièces du squelette, telles que la multiplicité des courbures déterminée par les efforts musculaires qui tendent sans cesse à rétablir la rectitude du tronc, la torsion de la colonne dans les portions courbées, et conséquemment le soulèvement des côtes, et la gibbosité, etc. Cette conviction, la commission est venue l'exprimer dans son rapport. Elle ne s'est pas occupée de savoir si d'autres faits que ceux qu'elle observait, avaient été soumis précédemment au jugement de l'Académie, elle s'est bornée à décrire les conséquences rigoureuses qui découlaient de ceux qu'elle était chargée d'examiner, et ses conclusions ne peuvent, en aucune manière, blesser l'ancienne commission, à laquelle, d'ailleurs, on ne pourrait, sans injustice, faire un reproche de l'erreur qu'elle a commise, puisqu'elle ne possédait pas les données nécessaires pour l'éviter.

M. Bricheteau insiste pour obtenir la modification qu'il a demandée.

M. Cruveilhier n'est pas éloigné de l'adopter si la commission dont il est l'organe y consent.

M. Velpeau propose, pour donner satisfaction à M. Bricheteau, de se borner à dire dans le rapport que le plâtre sur lequel la commission reconnaît une déviation simulée appartient à Jenny Guéry.

M. Orfila désire que l'Académie n'introduise aucune ambiguité, aucun vague dans les expressions du rapport; la science vient de faire un progrès, il faut que l'Académie ait le courage de le reconnaître, et qu'elle dise tout ce qu'elle croit vrai, tout ce qu'elle croit juste.

M. Rochoux demande l'adoption du rapport, qui ne lui paraît blesser en rien l'amour-propre des premiers rapporteurs. Abordant la question scientifique, il lui semble que M. Guérin a omis de noter parmi les causes des déviations une des plus importantes, l'altération du tissu osseux. Enfin, il attaque la rédaction de la première conclusion du rapport. On dit dans cette conclusion qu'il est très-aisé de simuler les courbures latérales du rachis; or, rien n'est plus difficile au contraire; il voudrait donc que cette phrase fût modifiée.

M. Cruveilhier relit la conclusion attaquée par M. Rochoux; elle est conçue en ces termes : « Il est facile d'imiter, jusqu'à un certain point, » etc.; sa rédaction n'a donc pas besoin d'être changée. Quant au reproche d'omission adressé à M. Guérin, il n'est pas fondé, attendu que ce médecin ne s'occupe en aucune manière dans son mémoire des causes de déviations de l'épine.

On pouvait, dit M. Cornac, rendre hommage au talent de M. Guérin, et reconnaître le progrès qu'il a fait faire à la science, sans venir prendre le plâtre de Jenny Guéry pour point de comparaison avec les nouveaux faits, comparaison désobligeante pour l'ancienne commission. L'intérêt de la science ne l'exigeait pas, et il suffisait pour le satisfaire de faire connaître les faits découverts par M. Guérin. Il demande donc que l'on retranche du rapport tout ce qui a trait à Jenny.

M. Chervin ne partage pas ce sentiment. La comparaison des deux plâtres n'a, suivant lui, rien de choquant pour la première commission, et elle était nécessaire pour rendre la démonstration plus complète.

M. Cruveilhier tient autant que qui que ce soit à la dignité de l'Académie, et il est bien d'avis que l'on doit la respecter dans la personne de chacun de ses membres. Mais il ne faut pas que ses rapporteurs se laissent arrêter par des ménagemens exagérés ; elle doit tenir par dessus tout à ce qu'ils fassent leurs rapports en conscience. Or, le plâtre de Jenny était le seul exemple de déviation simulée que possédât l'Académie, il a donc bien fallu le prendre pour terme de comparaison.

M. Marc désire le maintien des conclusions du rapport. S'il avait fait partie de la première commission, il aurait certainement prononcé comme elle, et il ne se croirait nullement offensé parce qu'on lui démontrerait aujourd'hui son erreur. C'est le fait du progrès de rectifier chaque jour les opinions, et en médecine légale, combien de fois n'a-t-on pas été obligé de revenir sur des erreurs dues à l'état d'imperfection de la science ! Il en citera pour seule preuve les conséquences que l'on tirait naguère de la surnatation des poumons dans la docimasie pulmonaire, et celles plus justes que l'on en tire aujourd'hui. Il vote pour l'adoption pure et simple du rapport et de ses conclusions.

M. Bouillaud voit deux questions distinctes dans celle qui occupe l'Académie : une scientifique, et une personnelle. Au sujet de la question scientifique, il se borne à remarquer avec plaisir l'empressement avec lequel la compagnie accueille un progrès, et il en tire un heureux présage pour l'avenir. La question personnelle lui paraît délicate. Si tous les membres de l'ancienne commission admettent comme certains les faits constatés par la nouvelle, rien de mieux, il faut s'empresser d'adopter le rapport ; mais si quelques-uns d'entre eux ne sont pas convaincus, c'est leur faire violence que de leur imposer des conclusions que leur conscience repousse. Il demande en conséquence que l'Académie ne se hâte pas de prendre une décision.

Il faut adopter une vérité aussitôt qu'elle est démontrée, dit M. Chervin. Il y a ressemblance complète entre le plâtre de déviation simulée présenté par

M. Bouvier, et le plâtre de Jenny Guéry; il ne faut donc pas hésiter à déclarer que la courbure de Jenny était artificielle.

M. Husson s'étonne de la précipitation avec laquelle on veut faire porter un jugement à l'Académie dans cette circonstance, surtout lorsqu'il compare cet empressement à la lenteur que l'on a exigée de la commission dont il faisait partie, et qui était appelée cependant à prononcer sur des faits de même nature. Il rappelle qu'un premier rapport de la commission fut ajourné, pour prendre des renseignemens sur certains faits qui avaient été articulés dans la discussion; que l'on écrivit à Angers à cet effet, que de nouveaux documens étaient parvenus à la commission; elle fit un nouveau rapport, et il pense que l'Académie a dû la connaissance de la vérité à ces sages précautions. Aujourd'hui procède-t-on de la même manière? Non, on veut faire changer l'opinion de l'ancienne commission avec deux faits; on avait beaucoup plus exigé d'elle. Il pense qu'il serait convenable d'adjoindre les membres de l'ancienne commission aux nouveaux commissaires. Il en fait la proposition.

M. Cruveilhier déclare adopter pleinement la proposition de M. Husson.

On demande la clôture de la discussion. M. Amussat s'y oppose. Il repousse la proposition de réunir les deux commissions, se fondant sur ce qu'il y a urgence à terminer cette affaire, par des motifs connus par tous les membres de l'Académie.

Il est important de faire remarquer à l'Académie, dit M. Lisfranc, que les faits sur lesquels elle doit aujourd'hui porter un jugement sont clairs, patens; elle peut donc se prononcer sans hésitation; il n'en était pas de même lors du rapport de la première commission: les faits n'étaient pas clairs, plusieurs avaient été contestés; on eut donc raison alors de demander l'ajournement pour se donner le temps d'obtenir des éclaircissemens devenus nécessaires. Il faut voter immédiatement ou continuer la discussion, si l'Académie ne se croit pas suffisamment éclairée, mais un ajournement serait inutile.

M. Orfila pense que le jugement de l'Académie n'a pas été étranger à la condamnation de M. Jules Guérin, dans son procès avec M. Hossard. Samedi, l'affaire se juge en appel, ne serait-il pas convenable que l'Académie se prononçât immédiatement? Elle fournirait ainsi à la justice un élément nouveau qui pourrait être de quelque influence dans sa décision.

M. Londe croit aussi que le procès et le jugement sont le résultat de l'erreur de l'Académie; or, puisque la compagnie reconnaît aujourd'hui qu'elle s'est trompée, il est de sa justice de le déclarer hautement.

Les chances de la pratique ont mis sous les yeux de M. Petit deux faits qui lui paraissent être de quelque poids dans cette discussion; il fut appelé auprès d'une jeune fille, dans l'âge de la nubilité, dont la taille venait de se contourner d'une manière effrayante dans l'espace de quelques jours. Il ne pouvait croire qu'une altération des os se fût opérée d'une manière aussi rapide, et pensa qu'un état convulsif était la cause de cette déviation. Il traita la jeune malade en conséquence de ce diagnostic, et quinze jours après elle avait repris sa rectitude ordinaire. Quelques années plus tard, une jeune pensionnaire pleine de santé éprouva brusquement aussi une déviation considérable de l'épine ; M. Petit se rappela tout aussitôt le premier fait dont il avait été témoin; il porta le même diagnostic, eut recours aux mêmes moyens, et obtint le même succès. D'où il conclut que, si des contractions convulsives des muscles peuvent produire de pareils effets, il doit être facile de les obtenir par artifice.

M. Nacquart demande la mise aux voix de la proposition de M. Husson; il exprime le désir que, pour concilier tous les intérêts, les deux commissions se réunissent le plus promptement possible, et se mettent en mesure de présenter un nouveau rapport dans une séance extraordinaire qui aurait lieu vendredi.

Il peut être dans les convenances, dit M. Breschet, de réunir les deux commissions; mais il craint que cela ne recule beaucoup le rapport, attendu que plus les commissions sont nombreuses, plus les travaux dont elles sont chargées marchent avec lenteur.

On demande de nouveau la clôture de la discussion ; elle est mise aux voix et adoptée. Une discussion s'engage sur la question de savoir si l'on commencera par voter sur les conclusions de la commission, ou sur les amendemens. M. Adelon prouve que l'on doit commencer par voter sur les amendemens, sur celui de M. Husson, d'abord, ayant pour but la réunion des deux commissions, ensuite sur celui de M. Nacquart, qui demande une séance extraordinaire pour vendredi, consacrée à l'audition du rapport des deux commissions réunies.

M. Velpeau ne voit aucune utilité à la réunion des commissions. Elles ont eu à prononcer sur des faits distincts. La dernière avait à répondre aux questions suivantes : Peut-on produire artificiellement des déviations du rachis ? Peut-on distinguer, à des signes certains, les courbures factices des courbures pathologiques ? Tel plâtre ressemble-t-il à tel autre, donnant l'empreinte d'une déviation simulée ? Elle l'a fait, et ni ses questions ni ses réponses n'ont d'analogie avec les faits dont s'est occupée la première commission.

L'Académie consultée décide que les deux commissions se réuniront et feront un rapport jeudi prochain, à trois heures.

La séance est levée.

SÉANCE EXTRAORDINAIRE DU VENDREDI 10 JUIN.

(GAZETTE MÉDICALE du 18 juin 1836, pag. 395.)

La parole est à M. Cruveilhier. Il vient faire connaître l'opinion des deux commissions réunies sur le travail de M. Guérin. Sur onze membres présens à la réunion, neuf ont adopté pleinement les conclusions lues dans la précédente séance ; deux seulement ont trouvé trop absolues les expressions de *toujours* et *jamais* qui se trouvent dans deux conclusions du rapport, et en ont demandé la radiation ou tout au moins la modification. (Voir le texte du second rapport de M. Cruveilhier ci-contre, pag. 27.)

M. BRICHETEAU déclare qu'il est l'un des membres de la minorité de la commission qui ont demandé la suppression des mots *toujours* et *jamais*. Il lui paraît en effet téméraire d'affirmer, d'une part, que l'on pourra *toujours* reconnaître qu'une déviation latérale est simulée, et de l'autre que les caractères de ces déviations ne se retrouvent *jamais* dans les déviations pathologiques. Il a examiné, avec le plus grand intérêt, la belle collection de plâtres et de pièces pathologiques que M. Guérin a mise sous les yeux de la commission, et a conclu d'après ces pièces. Le langage du rapport est trop absolu. Mais au début des déviations, il n'y a pas encore torsion des vertèbres ; on prétend qu'elle existe toujours, parce que le fait n'est jamais vérifié que sur les cadavres, et alors que les déviations sont tellement avancées que ce caractère s'y rencontre. Mais il a bien vu certainement des courbures pathologiques, uniques, et sans torsion des vertèbres ; comment donc parvenir à distinguer ces déviations de celles qui sont simulées? Delpech dit, dans son ouvrage sur l'orthomorphie, avoir observé des courbures latérales angulaires: la disposition des vertèbres doit rendre sans doute de tels faits très rares, mais enfin M. Bricheteau croit à leur possibilité, et tout en reconnaissant que les recherches de M. Guérin lui donnent des droits à la reconnaissance des amis de la science et de l'humanité, il n'en persiste pas moins à penser que l'on en veut déduire des conséquences trop absolues.

La connaissance du fait de la *torsion* des vertèbres dans les courbures latérales du rachis, répond M. Cruveilhier, n'est pas chose nouvelle; presque tous les auteurs qui s'étaient occupés des difformités du rachis l'avaient mentionnée comme plus ou moins immédiate, mais liée à la déviation: mais ce qui appartient à M. Guérin, c'est d'avoir démontré, dans la formation des caractères anatomiques des déviations, que la torsion est le premier phénomène des déviations latérales; c'est d'avoir suivi et indiqué tous ses résultats, tous ses effets; c'est surtout l'application qu'il en a su faire. M. Bricheteau prétend qu'au début des déviations la torsion n'existe pas encore; c'est une erreur. Sans doute on ne peut ordinairement vérifier l'existence de cet état pathologique que sur les cadavres; mais puisque la gibbosité en est l'effet immédiat, elle en devient le symptôme caractéristique, et, dès qu'elle apparait, on peut affirmer l'existence de la torsion. Si donc les sujets chez lequels M. Bricheteau dit avoir vu des courbures pathologiques latérales, sans torsion apparente des vertèbres, présentaient une gibbosité, il est certain que la torsion, pour n'être pas appréciable, n'en existait pas moins. M. Bricheteau se retranche enfin sur la possibilité d'une erreur de diagnostic. Que prouverait une telle erreur? L'inhabileté du médecin et non la fausseté du principe.

M. Velpeau voudrait que la discussion roulât uniquement sur le point de science. Pour son compte, il essaiera de ne pas s'en écarter. Peut-on distinguer une déviation artificielle de l'épine d'une déviation pathologique? D'après ce que les commissaires de l'Académie ont vu, il est permis d'affirmer que la distinction est toujours possible, qu'on ne peut jamais confondre ces deux lésions, et que chacune d'elles a ses caractères spéciaux bien tranchés; lorsque M. Bricheteau veut prouver le contraire, il prend isolément un des caractères d'une déviation, et s'attache à faire voir qu'il n'est pas constant ou pas toujours appréciable, et il en conclut à l'impossibilité du diagnostic différentiel dans quelques cas. Ce n'est pas ainsi qu'il faut procéder; chaque espèce de déviation possède un certain nombre de caractères spéciaux, et c'est l'ensemble de ces caractères qui établit le diagnostic; ainsi la courbure artificielle latérale est toujours unique; elle a un siége constant, elle décrit un arc étendu, elle est régulière, elle ne produit pas de gibbosité, elle incline le corps d'un côté, elle entraîne la formation d'un ou plusieurs plis à la peau entre la crête de l'os des iles et la dernière fausse côte; aucun de ces caractères ne se retrouve dans la déviation pathologique. Dans celle-ci la déviation se forme lentement; une première courbure entraîne nécessairement la formation d'une seconde courbure dite de balancement; leur siége est variable; elles sont courtes, et comme le corps des vertèbres se dévie avant les apophyses, il en résulte des modifications dans la charpente osseuse de la poitrine, et de là la gibbosité. C'est par tous ces caractères que les membres de la commission ont été convaincus qu'il existe des différences tranchées entre les deux espèces de déviations. Une courbure pathologique légère, a-t-on dit, pourrait être exagérée, et faire croire à l'existence d'une déviation simulée. Que prouve cette objection? un plâtre moulé sur une telle courbure rapportera l'empreinte de la simulation; il dira donc encore la vérité. Je maintiens donc les conclusions du rapport dans toute leur étendue.

M. Piorry désire faire connaître un signe que personne n'a signalé, et qui lui paraît propre à jeter du jour sur le diagnostic différentiel des diverses espèces de déviations : quand on percute de chaque côté la colonne épinière d'un homme sain, le son est le même des deux côtés. Quand on pratique cette percussion au contraire chez une personne gibbeuse, le son est mat du côté de la gibbosité, et clair du côté opposé; cela tient à l'inclinaison du corps des vertèbres : on pourra donc dans quelques cas s'éclaircir de ce signe pour distinguer une courbure simulée d'une courbure pathologique (1).

M. Husson rapporte qu'il vient de voir, avec M. Hervez de Chégoin, une courbure non pathologique, qui ne présentait aucun des caractères des courbures dites simulées, et qui disparut très promptement. Voici en outre ce que M. Alard lui écrit : « Une jeune personne de la maison de Saint-Denis avait depuis quelque temps une épaule très-saillante et une déformation du tronc. La santé

---

(1) J'avais depuis longtemps signalé ce fait ainsi qu'on le verra par le rapport de l'Académie des sciences sur le concours pour le grand prix de chirurgie (page 15).

générale était d'ailleurs parfaite, et rien n'annonçait chez cette jeune fille une altération quelconque des os. Le cas était embarrassant; les parens s'alarmaient; je la fis voir à M. Dubois, lequel, après un examen très attentif, se rangea de mon avis, et décida qu'il n'existait pas de rachitisme. Il attribua la difformité à des rétractions musculaires, et conseilla de s'en tenir à des bains. En effet, la malade guérit, et redevint droite et bien faite au bout d'un mois. J'ai vu pareillement des rétractions musculaires produire des raccourcissemens des extrémités inférieures et la claudication comme dans la coxalgie, chez des jeunes personnes hystériques, et ces accidens se dissiper au bout d'un mois ou deux aussi rapidement qu'ils s'étaient présentés. Or, ajoute M. Alard, si des maladies musculaires peuvent à ce point déranger l'harmonie et l'équilibre du squelette, il est difficile de juger sur la conformation d'un plâtre moulé si le dérangement qu'il représente est pathologique ou simulé; on peut seulement voir s'il est rachitique ou s'il ne l'est pas, ce qui fait une importante différence dans le cas dont il s'agit. » Or, de ces observations de l'inspection des plâtres qui sont sous les yeux de l'Académie, et dont les uns présentent une courbure unique, et les autres absence de toute gibbosité malgré une déviation, M. Husson conclut qu'il n'est pas toujours possible de distinguer les courbures simulées de celles qui ne le sont pas; il demande en conséquence avec M. Bricheteau la suppression dans les conclusions du rapport des mots *toujours* et *jamais*.

M. Cruveilhier ne vient pas contester les faits rapportés par MM. Alard et Petit, etc. Il fera remarquer seulement que tous ces faits de déviations spasmodiques peuvent présenter les caractères des déviations simulées, parce qu'en effet, volontaires ou non, les contractions musculaires sont susceptibles de produire en résultat les mêmes effets. MM. Alard et Husson reconnaissent eux-mêmes que dans ces cas on a pu reconnaître qu'il n'existait pas de rachitisme; donc on peut distinguer les déviations simulées ou spasmodiques, ce qui serait la même chose au fond, des déviations par altération du tissu osseux, et cela prouve en faveur de l'opinion de la commission.

La question qui occupe l'Académie, dit M. Castel, est celle-ci : Y a-t-il des courbures simulées et des courbures réelles, et peut-on les distinguer les unes des autres? Il espère faire ressortir la réponse du simple exposé des faits. Les déviations simulées dépendent du système musculaire, les déviations pathologiques dépendent du système osseux. Voilà pourquoi les premières sont totales, étendues, uniques, et pourquoi les secondes sont partielles, courtes, multiples. On ne peut pas reconnaître à ces deux espèces de déviations les caractères de la torsion, etc., qui n'accompagnent que les courbures pathologiques. La colonne vertébrale peut s'infléchir d'une manière extraordinaire sous l'influence de contractions musculaires; on peut s'en faire une idée en voyant quel degré prodigieux d'inclinaison lui donnent ces femmes que l'on rencontre dans les rues portant au bras des paniers de linge. Quant à ces rétractions spasmodiques, dont on a cité les exemples et que l'on range parmi les courbures pathologiques, elles sont passagères, elles ne produisent aucun changement dans les pièces osseuses, tout se passe dans les muscles. Toute flexion simulée dépend donc du système musculaire; toute flexion pathologique dépend donc du système osseux, et c'est là ce qui rend si vraies les conclusions de la commission, ce qui rend facile la distinction entre ces deux espèces de déviations; il vote, par conséquent, pour l'adoption des conclusions de la commission.

M. Petit donne lecture de deux observations qu'il a communiquées verbalement à l'Académie dans la dernière séance.

M. Villeneuve voudrait que l'on cessât de s'occuper de généralités, pour s'attacher uniquement aux conclusions du rapport.

M. Guersant regarde comme très juste la distinction établie par M. Castel entre les deux espèces de déviations : les unes sont osseuses, et les autres musculaires. Dans les premières, les courbures sont toujours multiples, dans les secondes, il n'en existe jamais qu'une seule. Il a eu l'occasion d'observer un exemple remarquable de cette dernière sur un jeune enfant. Ce malade avait passé la nuit dans un pré : à son réveil, il avait la colonne vertébrale toute fléchie latéralement. Apporté à l'hôpital des Enfans, il y fut guéri en quelques jours par l'emploi des bains.

On demande la mise aux voix de la proposition de M. Villeneuve : M. Adelon la combat. Il n'est pas possible, dit-il, de partager la discussion en discussion générale et discussion des articles ; tout est connexe dans la question. Cette proposition n'a pas de suite.

La discussion ayant pris un caractère tout-à-fait scientifique, M. Bouillaud vient avec plaisir y prendre part en rapportant un fait soumis en ce moment à son observation. Il s'agit d'un jeune homme atteint d'une luxation spontanée : on l'avait soumis à un traitement orthopédique, lorsqu'il y a quelque temps on crut devoir en suspendre l'emploi. Depuis ce moment la colonne vertébrale s'est incurvée, sans spasme, sans contraction musculaire ; la déviation ressemble à une déviation simulée, et cependant elle ne l'est certainement pas. L'explication que l'on donne de ces déviations lui paraît hypothétique : il ne lui semble pas démontré qu'elles soient dues à des contractions spasmodiques des muscles.

M Piorry raconte le fait suivant : une sage-femme hystérique fut affectée tout d'un coup d'un raccourcissement notable du membre abdominal du côté droit. M. Piorry crut d'abord à une luxation spontanée : il examina avec soin, et ne trouva aucun des signes connus de cette luxation ; il porta ses investigations sur la colonne vertébrale; elle fut trouvée dans sa rectitude normale ; le seul symptôme qui accompagnât le raccourcissement du membre consistait dans l'obliquité du bassin. Un médecin appelé en consultation découvrit une carie de l'une des symphyses sacro-iliaques. On appliqua deux cautères ; le membre reprit promptement sa longueur naturelle, mais le mal ne tarda pas à se reproduire.

Quoi qu'on en ait dit du caractère scientifique de la discussion, dit M. Guéneau de Mussy, il faut parler avec franchise, le rapport a été fait dans l'intérêt d'une cause ; on avait besoin de prouver que la déviation de Jenny était simulée; il a donc fallu trouver des caractères qui comprissent tous ceux que présentait cette malade. Loin de lui la pensée d'accuser les intentions; mais la préoccupation d'esprit a pu tout faire. Quoi qu'il en soit, on n'aurait pas dû poser des principes aussi absolus. Quels argumens a-t-on fait valoir pour prouver que la déviation de Jenny était simulee? On a comparé le plâtre de cette fille avec celui que vous avait présenté M. Bouvier comme exemple de déviation factice, et de leur ressemblance on a conclu que la difformité de Jenny était aussi artificielle. Mais d'abord la similitude n'était pas telle qu'on le prétend ; car Jenny Guéry présentait une saillie notable des deux épaules. Toutefois M. Guéneau de Mussy n'insistera pas sur cette remarque, mais il s'élèvera contre la prétention de prononcer d'après un seul plâtre ; il ne saurait adopter une telle manière de prouver qui lui paraît dangereuse en médecine légale. D'ailleurs Jenny a été examinée par plusieurs médecins, par les commissaires de l'Académie et par ceux de l'Institut ; aussi personne n'a contesté la réalité de sa courbure. Enfin cette courbure s'est redressée lentement et graduellement, ce qui achève de prouver qu'elle n'était pas factice. Tout ce que l'on a dit prouve seulement que les deux difformités se ressemblaient, mais non pas qu'elles fussent l'effet d'une même cause. Quant à l'argument tiré de l'existence d'une seule courbure, il n'est pas concluant; on trouve un exemple de déviation à courbure unique dans l'ouvrage de M. Pravaz; on en lit deux autres dans celui de Delpech; et l'un des faits rapportés par ce dernier auteur présentait cette particularité remarquable, que deux courbures séparées seulement par trois ou quatre vertèbres existaient du même côté. On ne peut donc pas conclure de ce qu'une courbure est unique, qu'elle soit simulée. En pareil cas il y a toujours claudication, parce que le bassin est incliné jusqu'à ce qu'une courbure de balancement vienne rétablir la rectitude du tronc. Il n'est donc pas juste de dire que l'on peut toujours distinguer une déviation simulée d'une déviation véritable.

M. Cruveilhier a vu avec peine qu'on voulait voir une question de personnes là où il n'y a qu'une question de science. Il imitera la franchise de M. Guéneau de Mussy. Oui, le rapport a été fait dans l'intérêt d'une personne; tout ce qui touche à un médecin, et à un médecin honorable comme M. Guérin, doit intéresser l'Académie. Elle n'intervient pas pour cela dans un débat judiciaire, elle examine seulement la question de savoir s'il est possible de distinguer les déviations factices des déviations pathologiques, et elle prononce d'après ses lumières et sa conscience. Il y a, dit-on, de la précipitation dans son jugement; oui, sans doute, et dans un intérêt personnel on peut l'avouer encore, mais il n'y a pas eu de précipitation dans l'examen des faits; tous ont été examinés par les commissaires jusqu'à ce que leur conviction ait été complète, et cette conviction est, que l'on peut toujours distinguer les courbures simulées des courbures pathologiques. Le rapport, ajoute-t-on, a été fait dans l'intérêt d'une cause, il ne l'a été que dans l'intérêt de la vérité. Mais un reproche plus grave nous a été adressé par M. Guéneau de Mussy, celui d'avoir imaginé les caractères distinctifs des deux espèces de déviations, de manière à en faire un cadre dans lequel pût entrer le moule de Jenny; ce reproche ne s'applique pas à la commission sans doute, et d'ailleurs M. Guéneau de Mussy le rétracte, il est donc inutile de s'y arrêter davantage. On prétend à tort que le jugement de la commission s'est formé par la comparaison de deux plâtres seulement; celui de Jenny a été comparé à un très grand nombre d'autres, à plus de cent plâtres d'abord, et ensuite à un très grand nombre de pièces d'anatomie pathologique. Quant aux déviations à une seule courbure,

M. Cruveilhier les conteste; elles ont paru telles jusqu'ici, parce qu'on se bornait à l'examen de la direction des apophyses épineuses; mais quand on interroge les caractères indiqués par M. Guérin, caractères qui résultent de la torsion, on s'aperçoit aisément que les déviations supposées à une seule courbure en avaient deux, quelquefois trois; M. Cruveilhier montre plusieurs exemples de ce fait sur des pièces anatomiques.

M. Adelon. On peut ramener à deux genres toutes les courbures de l'épine, soit réelles, soit simulées. Or, M. Guérin prétend que l'on peut toujours distinguer les unes des autres les déviations réelles et simulées. Quels caractères donne t-il donc à cet effet? Selon lui, dans les déviations pathologiques, il y a toujours torsion du corps des vertèbres, et il prouve la constance de ce phénomène par un grand nombre de pièces pathologiques. Un second caractère consiste dans la gibbosité. Tous les organes qui viennent en rayons sur la colonne vertébrale doivent également être changés dans leurs rapports par la torsion de leur point d'appui; c'est pour cela que les côtes s'élèvent, puis le scapulum, etc., et que la gibbosité se prononce. Comme le fait précédent, celui-ci est vrai sur le squelette. Le troisième caractère consiste dans la multiplicité des courbures: une première courbure nécessite toujours la formation d'une seconde dite de balancement. M. Guérin assure que ces trois caractères sont toujours appréciables sur les malades ou sur les plâtres qui en supportent l'empreinte. Enfin il ajoute un quatrième caractère à ces trois premiers, c'est la variabilité du siége de la courbure dans les déviations pathologiques, et sa constance dans les déviations simulées. Dans les déviations artificielles, au contraire, on ne trouve aucun de ces caractères; il n'y a, par exemple, qu'une seule courbure; les épaules ont un volume égal; les masses musculaires des gouttières vertébrales offrent le même développement; enfin on observe constamment un ou deux plis à la peau dans le flanc vers lequel le corps s'incline. A ces caractères différentiels, M. Guérin pense que l'on distinguera toujours les déviations simulées de celles qui ne le sont pas. La question est donc de savoir, continue M. Adelon, si ces caractères sont toujours tellement appréciables qu'ils permettent constamment de porter un diagnostic assuré. Mais on a cité, dans cette discussion même, des faits qui prouvent que l'on est quelquefois embarrassé pour prononcer. Quand une déviation commence, plusieurs de ces caractères sont à peine marqués. Des hommes très exercés en orthopédie déclarent que, dans certains cas, il faut avoir une grande habitude pour ne pas se tromper. Les signes fournis par M. Guérin sont donc convaincans sur le squelette; mais en est-il de même dans tous les cas sur les individus et sur les plâtres qui en donnent les empreintes? D'après ces considérations, M. Adelon, tout convaincu qu'il est de la vérité de ce qu'a avancé M. Guérin, voudrait cependant que l'on se bornât à dire dans les conclusions, qu'avec de l'habitude et quand les déviations sont arrivées à un certain degré de développement, on peut distinguer celles qui sont artificielles de celles qui sont pathologiques.

La discussion est renvoyée à mardi prochain.

SÉANCE DU 14 JUIN.

La correspondance comprend quatre lettres écrites par MM. J. Guérin, Bouvier, Lachèze et Hossard, au sujet de la discussion relative au mémoire de M. Guérin. Ces lettres sont très étendues, dit M. le secrétaire perpétuel, et le conseil d'administration a décidé qu'on consulterait l'Académie à l'effet de savoir si la lecture de ces lettres aurait lieu dans la séance, ou si elles seraient renvoyées à la commission. Dans ce dernier cas, la discussion serait renvoyée après le nouveau rapport de la commission. L'Académie est consultée : MM. Double et Lisfranc demandent si ces lettres sont purement scientifiques, et proposent, dans cette supposition, le renvoi à la commission. M. le secrétaire répond, au nom du bureau, que la lettre de M. Guérin est exclusivement scientifique et renferme des développemens et des faits nouveaux qui paraissent importans. La lettre de M. Bouvier a aussi le caractère scientifique, celle de M. Lachèze renferme aussi quelques renseignemens qui pourront éclairer la commission. D'après ces explications, l'Académie décide à une grande majorité que les quatre lettres seront renvoyées à la commission, et que la discussion sera reprise après le nouveau rapport de la commission. (Voir les extraits de ces lettres dans le troisième rapport de M. Cruveilhier, ci-contre pag. 29.)

Voici la lettre adressée par M. J. Guérin :

A MONSIEUR LE PRÉSIDENT DE L'ACADÉMIE.

Je demande à l'Académie la permission de lui présenter quelques observations additionnelles à mon mémoire et au rapport qu'a bien voulu faire sa commission. Ces éclaircissemens ont pour but de rappeler, et de mieux préciser le point de science que j'ai voulu établir, et d'écarter ensuite les objections qui n'y ont point rapport et qui auraient l'inconvénient de jeter de l'obscurité sur la question.

J'ai voulu établir qu'il existe des caractères certains pour distinguer les véritables déviations latérales de l'épine, des déviations *latérales simulées par imitation.*

J'ai très explicitement exprimé, au commencement de mon mémoire, que je n'entendais traiter que de ces deux ordres de difformités, et non pas des combinaisons de formes et de reliefs multiples qu'il est facile d'imprimer à la colonne vertébrale, aux muscles et aux épaules. Ma thèse s'était restreinte à deux termes de comparaison nets et précis : en l'étendant au-delà, on en a détruit naturellement la rigoureuse et j'ose dire la mathématique exactitude. Ainsi on a mis sous les yeux de l'Académie des plâtres de toutes les façons représentant toutes les contorsions possibles du tronc; on lui a présenté la combinaison de l'*excurvation*,, de l'*incurvation*, de la *déviation latérale*, de la *rotation de l'épine*, entées ou non sur des déviations morbides. Par cet assemblage de formes bizarres qu'il eût été possible d'exagérer ou de multiplier bien au-delà de ce qu'on a fait, on a nécessairement ou détourné l'attention des faits simples que j'avais présentés, et jeté momentanément la confusion et l'obcurité là où j'avais cherché à établir l'ordre et la clarté. Je suis donc forcé de rappeler que mon travail, et mes conclusions ont exclusivement trait aux *déviations latérales pathologiques ou simulées de la colonne vertébrale*, et aux *déviations latérales seulement :* me réservant, comme je l'ai exprimé nettement dans mon mémoire, de traiter ultérieurement des autres formes *morbides* et *simulées* que peut affecter le rachis ; j'ai même remis à une autre époque de traiter des déviations latérales simulées *par provocation* et *par exagération* (1). D'après ces explications, j'espère que l'Académie voudra bien éloigner de la discussion les faits qui ne s'y rapportent pas et qui pourraient la compliquer, l'embrouiller et la dénaturer; je serais heureux surtout qu'elle voulût bien faire prévaloir cette considération, savoir : que, pour juger de la valeur d'une objection ou

---

(1) J'ai rempli cette tâche avant de publier mon mémoire, ainsi qu'on pourra le voir par les nouveaux chapitres que j'y ai ajoutés.

d'un fait contre les distinctions que j'ai établies, il conviendrait préalablement de bien connaître les caractères que j'ai indiqués ; il serait indispensable d'avoir examiné les faits qui leur servent de base; car ce n'est pas une question de médecine générale établie sur des élémens généraux et connus, que j'ai présentée à l'Académie et qui puisse être appréciée avec les données de la science acquise; je lui ai soumis des déterminations nouvelles, appuyées sur des faits anatomiques, physiologiques et pathologiques nouveaux, et qui demandent préalablement à être vérifiés et pris en considération pour apprécier rigoureusement les conséquences que j'en ai tirées et les objections qu'on leur oppose. N'est-ce pas dans cette vue que l'Académie a réuni ses deux commissions? Sur onze membres qui ont bien voulu prendre une connaissance approfondie de mes recherches, neuf ont déclaré être parfaitement convaincus, et deux seulement ont mis quelque restriction à leur adhésion entière. Ce résultat n'est-il pas fait pour donner quelque confiance à ceux qui n'ont pu voir par eux-mêmes, et ne doit-il pas inspirer quelque réserve aux personnes qui voudraient contester mes conclusions? Au reste, je demanderai aux honorables membres qui n'accepteraient pas la conviction de la majorité de leurs collègues, de me mettre à même de leur exposer, dans tous leurs détails, les faits qui font la base de mon mémoire; qu'ils veuillent bien m'accorder une heure, et j'accepte d'avance leur jugement. En attendant, qu'il me soit permis de répondre rapidement à quelques-unes des objections qu'on m'a faites.

On a avancé qu'il pouvait exister des déviations de l'épine à une seule courbure, et l'on a cité *l'opinion* de quelques auteurs et plusieurs planches de l'ouvrage de Delpech. Ces faits, fussent-ils vrais, n'ôteraient rien à la rigueur de mes démonstrations; car ainsi que l'a fort bien fait remarquer M. Velpeau, les distinctions qu'on établit entre deux ordres de faits dans les sciences d'observation, en médecine comme en histoire naturelle, ne sont pas établies sur un caractère seulement, mais sur l'ensemble des caractères, dont un ou quelques-uns peuvent manquer et être suppléés par la présence des autres. C'est ainsi qu'à supposer qu'il pût y avoir des déviations marquées à une seule courbure (ce qui n'est pas), il y aurait toujours les caractères tirés du siége de la courbure, de son étendue, de la torsion des vertèbres, du soulèvement des parties latérales du côté convexe et de leur dépression du côté concave. Mais, ainsi que je l'ai dit, il n'y a pas et il ne peut y avoir de déviation latérale caractérisée à une seule courbure. Premièrement, sur près de cent squelettes de déviations latérales qui se trouvent dans les différens musées de Paris, je défie qu'on m'en montre un seul qui contredise ma proposition; secondement, c'est que les déviations supposées jusqu'ici à une seule courbure en avaient une seconde ou une troisième qu'on n'appréciait pas, parce qu'on les diagnostiquait par la direction des apophyses épineuses. Or, ainsi que je l'ai démontré par les différentes pièces pathologiques du muséum de Clamart, toutes les courbures de l'épine commencent par les corps des vertèbres, et sont quelque temps inappréciables à la direction des apophyses épineuses, dont les sommets décrivent encore une ligne droite alors que les corps offrent déjà une ou plusieurs courbures; j'ai indiqué les caractères supplémentaires à l'aide desquels on peut diagnostiquer une courbure qui n'est pas encore appréciable par la ligne des épineuses. Enfin il ne peut exister de courbure unique sensible sans courbure de balancement, parce que l'extrémité supérieure de l'arc porterait l'extrémité supérieure du tronc hors de la ligne de gravité, et parce que l'extrémité inférieure doit, pour repasser de la ligne courbe à la ligne droite ou verticale, décrire nécessairement une courbe en sens inverse de la direction qu'elle abandonne. On ne peut donc pas, en bonne logique, objecter des *opinions* d'auteurs, fort recommandables sans doute, à des faits réels qui les contredisent et que ces auteurs ne connaissaient pas. Je ferai remarquer d'ailleurs que les exemples de déviation à une seule courbure qu'on a cités de Delpech montrent évidemment le contraire de ce qu'on a prétendu y voir. Les planches VIII (1), IX et X offrent d'une manière si incontestable des cas de courbures multiples, que si le commentaire de l'auteur pouvait laisser quelque doute, les faits copiés d'après nature déposeraient contre ses préoccupations. Je joins à ma lettre les planches dont il s'agit; il sera impossible, en y jetant les yeux, de ne pas y voir des courbures multiples et alternes.

Plusieurs membres ont cité ensuite des cas de déviations pathologiques dont les formes seraient susceptibles de ressembler à celles des déviations simulées; tels seraient certains cas de déviations survenus brusquement à la suite de luxations spontanées et la flexion immédiate de l'épine par contracture musculaire.

J'ai eu occasion d'observer un assez grand nombre d'exemples de déviations

(1) On avait indiqué la planche VII par erreur sans doute, car cette planche représente une vue antérieure du tronc.

consécutives à la coxalgie, et toujours j'y ai trouvé plusieurs courbures avec torsion de l'épine. Ces sortes de déviations offrent en outre un caractère tout spécial; la hanche du côté malade est élevée, proéminente, globuleuse, par suite de la maladie articulaire. Une observation incomplète et insuffisante a pu seule invoquer l'analogie de cet ordre de faits avec les formes des déviations simulées.

Quant à la flexion immédiate de l'épine par suite de contracture musculaire, ce n'est que par le plus étrange abus de mots et par la plus étrange confusion des choses, que l'on est parvenu à placer cette maladie parmi les déviations latérales de l'épine, et à lui donner cette dénomination. Quand on en vient à des substitutions de ce genre, il faut bien rappeler les choses à leur véritable sens et à leur stricte définition. Or, on entend par déviation latérale de l'épine cet état pathologique où un certain nombre de vertèbres décrivent un ou plusieurs arcs latéraux en dehors de la verticale, tandis que le reste de la colonne et le tronc tout entier sont maintenus dans la verticale. La flexion latérale de l'épine consiste, au contraire, dans l'inclinaison du tronc à droite ou à gauche, au moyen des articulations naturelles du rachis, et sans aucun des caractères essentiels des déviations pathologiques. Cette distinction est si rigoureuse, que beaucoup d'anciens auteurs et aujourd'hui même encore les Anglais et les Allemands regardent les déviations latérales comme des luxations ou des subluxations des vertèbres, et n'y voient aucune analogie avec la flexion latérale du rachis. Je n'ai donc pas dû prendre en considération les rapports de formes qu'il pouvait y avoir entre une flexion volontaire et une flexion spasmodique de l'épine, quand j'ai dit qu'il n'y avait aucune ressemblance entre la véritable déviation pathologique et la déviation simulée. La flexion de l'épine par contracture et la déviation latérale appartiennent à deux ordres de *faits*, de *causes*, de *siége*, de *marche*, de *forme* et de *traitemens* différens, et ne peuvent par conséquent être confondus sous la même dénomination.

Maintenant j'irai plus loin; et quoique les faits relatifs à la flexion latérale du rachis puissent être écartés de la question par une fin légitime de non recevoir, j'accepterai la tâche de démontrer qu'il est possible de distinguer sur le vivant et même sur le plâtre seul la flexion volontaire ou simulée du rachis de la flexion spasmodique ou par contracture. Qu'on ne suppose pas que mes distinctions soient théoriques ; elles reposent sur une observation pratique rigoureuse; j'invoque à cet égard les souvenirs de MM. Andral fils, Marjolin,

Guersant, Récamier et Lisfranc, qui ont vu à diverses époques un cas remarquable de flexion du rachis par contracture musculaire, dont le sujet se trouve encore à La Muette et dont j'envoie le plâtre à l'Académie.

Sur le vivant, j'ai dit qu'il est impossible de méconnaître une véritable flexion du rachis par contracture. Je laisse de côté l'appréciation étiologique. Le redressement immédiat est impossible. On sent du côté contracturé, pendant les efforts de redressement, les faisceaux musculaires comme des cordes dures, tendues, qui opposent une résistance invincible. Cette disposition est la même pendant le sommeil que pendant la veille. Par la rétraction des muscles contracturés, des grand et petit oblique principalement, le flanc n'offre pas les deux ou trois sillons formés par le plissement de ces muscles et de la peau dans la flexion volontaire ; il présente au contraire une concavité régulière, arrondie, à la surface de laquelle la peau est complétement lisse pour peu que la contracture soit déjà ancienne, et marquée par des lignes très superficielles si la contracture est récente.

Sur le plâtre, quelques-uns de ces signes distinctifs sont très appréciables. Ainsi les sillons de la peau, si marqués dans la flexion volontaire du rachis, sont remplacés par une concavité lisse, régulièrement excavée. L'excavation décrit un arc de cercle sensible et presque concentrique avec l'arc de flexion de l'épine. Celui-ci est plus prononcé que l'arc de flexion physiologique, attendu que la rétraction par contracture dépasse les limites de la contraction physiologique. Telles sont les différences appréciables sur le plâtre et sur le vivant qui existent entre la flexion volontaire et la flexion spasmodique du rachis.

Je n'ai rien à répondre aux doutes exprimés par quelques personnes sur la véritable cause et la portée de mon travail. Ce travail est un ensemble de faits et non d'opinions, et de faits physiques, palpables, accessibles à tous les yeux et à toutes les intelligences. Une critique théorique, étayée de suppositions seulement, n'est donc pas fondée dans cette circonstance, et moins fondée que jamais ; car en y réfléchissant bien, personne, je pense, ne blâmera un homme d'honneur de chercher à balancer, par une déclaration de la science et de ses pairs, les arrêts d'une justice à qui la loi interdit toute investigation de la vérité.

Agréez, etc.

Jules Guérin.

— M. Bouvier présente une portion du squelette d'un individu âgé de 62 ans, qui, à l'âge de 30 ans, fut atteint de déviation du rachis, à la suite d'un effort violent, et dont le tronc penchait tellement à droite, qu'il ne pouvait conserver l'équilibre qu'en se soutenant sur un bâton. La courbure est située au point de réunion des lombes et de la région dorsale, qui a d'ailleurs conservé sa rectitude. Le thorax, incliné latéralement, touche la crête iliaque droite, sur laquelle les dernières côtes ont été fortement pressées. Le rachis, en avant, offre *quatre courbures inégales*, mais une seule se voit en arrière. Les vertèbres lombaires, tordues sur elles-mêmes, devaient former, pendant la vie, *une gibbosité très prononcée;* la première a éprouvé un amincissement considérable du côté concave de la courbure. Le thorax ne présente point de gibbosité.

Ce fait établit d'une manière certaine l'existence de déviations latérales simples, sans courbure de balancement suffisante pour rétablir l'équilibre. Il montre en outre que dans les déviations de ce genre, comme dans les courbures en S, l'incurvation ne peut être portée à un haut degré sans qu'il y ait en même temps torsion de l'épine et forte gibbosité. C'est d'ailleurs un exemple curieux de déviation survenue dans l'âge adulte par une cause accidentelle toute locale, sans carie ni rachitis. L'extrême amincissement de la première lombaire fait voir, contre l'opinion de Delpech, que l'affaissement cunéiforme n'est pas exclusivement propre aux déviations causées par le rachitis.

SÉANCE DU 26 JUILLET.

(GAZETTE MÉDICALE, 1836, page 493.)

Après la lecture des pièces de correspondance, M. Cruveilhier a la parole au nom des deux commissions réunies chargées de rendre compte du mémoire de M. Jules Guérin *sur les déviations latérales de l'épine simulées*, et des différentes pièces de correspondance relatives à ce travail. Le nouveau rapport de M. Cruveilhier contient l'analyse de plusieurs lettres adressées à l'Académie et aux commissions par MM. Hossard, Lachèze, Bouvier et J. Guérin. M. le rapporteur y discute une à une les différentes objections qu'elles renferment contre les conclusions du mémoire de M. Guérin et le premier rapport présenté à l'Académie. Ce nouveau rapport de M. Cruveilhier renferme des faits nouveaux importans, et se distingue, comme le précédent, par une discussion umineuse et approfondie de la question. Nous nous proposons de le publier en partie lorsqu'il aura été discuté. En ce qui concerne le fait particulier de Jenny Guéry, la commission, dit M. Cruveilhier, n'a trouvé, ni dans la discussion ni dans les faits qui lui ont été soumis, aucun élément qui puisse changer la conviction qu'elle a exprimée dans son premier rapport, savoir que le plâtre de Jenny Guéry appartient évidemment à la *classe des difformités factices*. A l'appui de cette opinion, M. Cruveilhier a rapporté une expérience faite sous ses yeux, et qui a eu pour résultat de reproduire un plâtre en tout conforme au plâtre de Jenny Guéry. Non seulement ces deux plâtres offrent les mêmes caractères anatomiques et physiologiques; mais, par une coïncidence fort remarquable, ils présentent encore une ressemblance physique et individuelle qui en rend la distinction presque impossible. Cette nouvelle expérience a paru nécessaire à M. le rapporteur pour mettre hors de doute la coupe oblique du plâtre de Jenny Guéry, que plusieurs personnes avaient cherché à expliquer par l'inclinaison du bassin. (Voir le texte de ce troisième rapport, ci-contre, pag. 29.)

Après la lecture de ce rapport, M. Husson demande la parole. Il prétend n'avoir pas eu connaissance du nouveau rapport, et que M. Crüveilhier a manqué aux usages académiques (exclamations dans toutes les parties de la salle) en ne communiquant pas son travail à la commission avant de le lire à l'Académie.

MM. Double, Orfila, Breschet, et les autres membres de la commission protestent contre cette accusation.

M. Double : Je demande à éclairer l'Académie sur le fait dont il s'agit. La commission dont je fais partie s'est réunie *deux fois* pour prendre connaissance des lettres et autres pièces qui forment la base de ce nouveau rapport ; elle a examiné et discuté un à un et phrase par phrase ces différens documens. Dans une seconde séance, elle a discuté les conclusions modifiées du premier rapport, et elle ne s'est séparée qu'après avoir voté successivement chacune de ces conclusions telles qu'elles viennent d'être reproduites par M. Cruveilhier. Il est d'autant plus remarquable que M. Husson ait oublié ces diverses circonstances, que nous l'avons laissé lui-même avec M. le rapporteur, après l'assemblée, pour recopier les conclusions qui venaient d'être adoptées. Quant aux développemens qui précèdent ces conclusions, ils consistent dans l'analyse des lettres renvoyées à la commission ; il fallait bien qu'on en rendît compte à l'Académie. Du reste, nous sommes restés tous parfaitement d'accord sur les différens points énoncés par M. le rapporteur. (Tous les membres présens de la commission, MM. Orfila, Breschet, Amussat, Velpeau, Londe et Cruveilhier donnent leur approbation à ce que vient de dire M. Double.)

M. Londe : L'objection de M. Husson a lieu de nous surprendre beaucoup, attendu qu'il a adopté, comme les autres membres de la commission, les conclusions que M. le rapporteur vient de nous lire. Si M. Husson avait quelque objection à élever, il aurait dû les faire dans le sein de la commission. (Plusieurs membres : Cela est vrai.)

M. Husson (vivement) : Je n'ai point adopté ces conclusions. Si je ne les ai pas combattues dans le sein de la commission, c'est que je me proposais de les combattre en présence de l'Académie. M. Bricheteau et moi nous n'avons pas eu intention d'adopter les nouvelles conclusions, (M. Bricheteau ne répond pas). Au reste, M. le rapporteur aurait pu se dispenser de faire mention de l'expérience à laquelle il a assisté sans en prévenir la commission.

M. Cruveilhier : Je dois déclarer qu'outre mes devoirs de rapporteur, j'en avais d'autres à remplir qui m'avaient été comme personnellement imposés. M. Hossard m'avait écrit en particulier et avait invoqué ma loyauté relativement à la coupe oblique du plâtre de Jenny Guéry; j'avais attribué cette coupe, avec M. Jules Guérin, à un artifice volontaire : malgré mes premières convictions, ma conscience me faisait un devoir de reproduire moi-même l'expérience qui devait dissiper tous mes doutes. Cette expérience, je l'ai répétée, et j'ai cru devoir en faire connaître le résultat à l'Académie. (M. Cruveilhier met sous les yeux de l'assemblée les plâtres de Jenny Guéry, le plâtre de déviation factice envoyé par M. Bouvier et le plâtre provenant de la nouvelle expérience, qui offrent entre eux la plus parfaite identité.)

M. Lisfranc : Je ferai remarquer à l'Académie que M. le rapporteur était parfaitement dans son droit quand il a communiqué dans son rapport une observation qui lui était personnelle. Il faut lui savoir gré au contraire d'avoir cherché à éclairer l'Académie par un nouveau fait de cette importance.

L'Académie devant se former en comité secret à quatre heures pour entendre les rapports des commissions des prix, la continuation de la discussion est renvoyée à la prochaine séance, après la séance publique qui doit avoir lieu mardi prochain.

SÉANCE DU 2 AOUT.

(GAZETTE MÉDICALE, 1836, page 509.)

CONTINUATION DE LA DISCUSSION SUR LES DÉVIATIONS SIMULÉES.

L'ordre du jour appelle la discussion du troisième rapport des deux commissions sur le mémoire de M. J. Guérin relatif aux *déviations simulées de l'épine*. La parole est à M. Cruveilhier, rapporteur.

M. CRUVEILHIER : Messieurs, avant d'ouvrir la discussion, permettez-moi de vous rappeler succinctement l'état de la question, en vous exposant ce qui a été fait par vos deux commissions réunies. Une première commission, composée de MM. Amussat, Breschet, Orfila, Velpeau et moi, vous a présenté un rapport sur le mémoire de M. J. Guérin. Sur la réclamation de quelques membres, l'Académie décida que l'ancienne commission Hossard serait adjointe à la nouvelle, dans le but de prendre connaissance des faits qui avaient servi de base au travail de M. Guérin et au rapport que nous avions eu l'honneur de vous présenter. Les deux commissions réunies se rendirent donc à l'amphithéâtre de Clamart, où M. Guérin avait fait transporter un très grand nombre de pièces, plus de cent plâtres, et où se trouvaient un nombre également considérable de préparations anatomiques de toute espèce, qui avaient servi à ses recherches. En présence de ces faits, et après une discussion approfondie, les deux commissions réunies adoptèrent les conclusions du premier rapport à la majorité de 9 voix contre 2 : encore l'opposition des deux membres dissidens ne porta-t-elle que sur la forme des conclusions qu'ils trouvaient trop absolues, tout en approuvant, d'ailleurs, d'une manière générale les principes et les déterminations présentés par M. Guérin.

Le résultat de cette seconde épreuve venait d'être communiqué à l'Académie, lorsque plusieurs lettres fort étendues de MM. Hossard, Lachèze, Bouvier et Guérin, trop longues pour être lues en séance, firent suspendre la discussion. Vos deux commissions furent chargées d'examiner ces nouveaux documens, et d'en rendre compte à l'Académie. Elles se réunirent à cet effet deux fois, et dans ces deux séances les pièces nouvelles furent lues, discutées phrase par phrase. Les conclusions du premier rapport furent modifiées en quelques points, et c'est après les avoir votées une à une et à l'unanimité, si je ne me trompe, ou moins une voix, que nous sommes venus vous les présenter. Votre rapporteur a fait précéder ces conclusions de l'analyse des lettres adressées à l'Académie, et vous a rendu compte d'une expérience qu'il avait cru devoir faire répéter sous ses yeux, dans le but de mettre tout à fait hors de doute et de contestation la coupe oblique du plâtre de Jenny Guéry. Jusqu'alors il ignorait qu'un rapporteur n'eût pas le droit de consigner dans son travail les faits qui lui sont personnels. Cependant, Messieurs, il y avait été en quelque sorte autorisé par l'exemple des plus célèbres membres de l'Académie, et notamment de M. Cuvier, dont les rapports les plus remarquables étaient en grande partie composés de recherches qui lui étaient propres. Je m'appuierai, d'ailleurs, de l'opinion de notre honorable confrère M. Lisfranc, et de plusieurs membres de l'Académie, qui ont bien voulu approuver ce que j'ai fait. Si l'Académie en juge autrement, je suis tout disposé à accepter ses décisions. (Assentiment.)

M. Guéneau de Mussy (déroulant un cahier de notes et de feuilles écrites): Messieurs, je me propose de combattre le rapport et les conclusions de la commission non dans un intérêt de personnes, mais parce que ma conviction m'y a porté. J'ai longuement réfléchi sur la question, j'ai examiné et étudié avec soin les faits et les théories qu'on a invoqués, et après cet examen je suis resté convaincu que les conclusions du rapport ne reposent sur aucun fondement solide.

M. Guéneau de Mussy commence par exprimer son étonnement sur la différence que présentent les nouvelles conclusions de la commission avec celles du premier rapport. Ces conclusions, dit-il, n'ont plus rien de semblable. Il annonce qu'il va examiner les caractères assignés par M. Guérin pour distinguer les déviations simulées des déviations pathologiques. Il reproche à l'auteur et à la commission de ne pas avoir mentionné les différentes causes de déviations pathologiques. Il parle d'un exemple de déviation de l'épine survenue à la suite d'une pleurésie. Abordant la question de la ressemblance du plâtre de Jenny Guéry avec le plâtre de Victorine Villemain, j'admets, dit M. Guéneau de Mussy, cette complète ressemblance; que prouve-t-elle? sinon qu'une difformité factice peut ressembler à une difformité pathologique? Et c'est avec un seul plâtre que l'on veut prouver une pareille thèse! On dit que les caractères des difformités pathologiques manquent complètement dans le plâtre de Jenny Guéry; mais ces caractères ou bien sont insignifians ou n'existent pas. Ainsi, la torsion des vertèbres dans les courbures est un fait que je comprends. La force qui tend à fléchir deux corps de vertèbres l'un sur l'autre éprouve une résistance difficile à vaincre par le rapprochement des bords des vertèbres à l'extrémité de leurs diamètres transverses. Ce fait pourrait bien n'être pas constant. Ainsi, dans les grandes courbures, dans celles qui occupent un grand nombre de vertèbres, la torsion peut bien ne pas exister. C'est ce qui doit arriver lorsque les déviations sont dues à des attitudes vicieuses, puisqu'elles reconnaissent la même cause que les déviations simulées. D'ailleurs, Messieurs, permettez-moi d'invoquer l'opinion de notre honorable confrère M. Bouvier, avec lequel je suis heureux de me rencontrer dans cette circonstance.

M. Guéneau de Mussy aborde ensuite un autre point de vue de la question. Il répète ce qu'il avait déjà dit une première fois, savoir : que le travail a été fait dans un but particulier pour balancer une autre juridiction. (Murmures et marques d'impatience.) Ici l'orateur prend son manuscrit et lit la dernière partie de son discours qui est toute relative à Jenny Guéry et à M. Hossard.

Suivant M. Guéneau de Mussy M. Hossard est trop honnête homme pour avoir trompé l'Académie comme on l'en accuse ; il faudrait supposer que M. Hossard et sa femme de chambre eussent été d'accord. (Un membre : Cela n'était pas difficile.) D'ailleurs M. Guérin a adressé à M. Husson une lettre pleine d'insinuations désobligeantes, ce qui l'a engagé à prendre la défense de M. Hossard et à combattre les conclusions du rapport.

M. Cruveilhier commence par déclarer qu'il ne veut pas répondre à la partie morale et personnelle du discours du préopinant ; il se renfermera dans le point scientifique de la question. L'honorable rapporteur lit les conclusions du premier et dernier rapport, et prouve que ces conclusions sont les mêmes au fond et ne diffèrent que quant à la forme.

Voici ces conclusions :

Premier rapport.	*Dernier rapport.*
1° Il est facile d'imiter jusqu'à un certain point par de simples attitudes les déviations latérales de l'épine.	1° Il est facile d'imiter jusqu'à un certain point par de simples attitudes les déviations latérales de l'épine.
2° Ces imitations offrent un ensemble de caractères uniformes et spéciaux à l'aide desquels on peut toujours les reconnaître.	2° Ces imitations imparfaites des déviations offrent des caractères dont l'ensemble permet de les reconnaître lorsqu'elles sont portées à un certain degré.
3° L'ensemble des caractères propres	3° L'ensemble des caractères propres

aux déviations simulées ne se retrouve jamais dans les déviations pathologiques et réciproquement.	aux déviations simulées ne se retrouve point dans les déviations pathologiques et réciproquement.
4° L'inspection seule d'un plâtre appartenant à une déviation factice suffit pour en faire reconnaître l'origine.	4° L'inspection seule d'un plâtre provenant d'une déviation factice portée à un certain degré, suffit pour en faire reconnaître l'origine.

Et il fait remarquer ensuite que M. Guéneau de Mussy, en annonçant qu'il voulait combattre les caractères indiqués par M. Guérin pour reconnaître les difformités simulées, et en déclarant ces caractères supposés ou insignifians, aurait dû au moins les indiquer et les réfuter. M. Guéneau de Mussy n'a parlé que d'un seul, de la torsion, et il a omis tous les autres. Cependant, dit M. Cruveilhier, ces caractères sont importans et nombreux; ce n'est pas avec des preuves morales, avec des considérations personnelles qu'on détruit des faits anatomiques positifs. M. le rapporteur cite de nouveau tous ces caractères que nous nous dispensons de reproduire, et il ajoute : quant à l'opinion de M. Bouvier, que mon honorable collègue a invoquée, elle est loin d'être favorable à la sienne. Voici la conclusion de M. Bouvier au sujet du plâtre de Jenny Guéry : « Le moule de Jenny Guéry réunit tous les caractères des déviations factices, savoir : une grande inclinaison de la partie inférieure du tronc, l'abaissement forcé d'une épaule, l'inclinaison considérable du bassin, joints à l'absence presque complète de gibbosité. Mais puisque ces caractères se retrouvent dans certaines courbures simplement outrées, il est évident que la déviation de Jenny Guéry peut être également ou entièrement factice ou en partie réelle, mais fortement exagérée. »

Je regrette donc, dit M. Cruveilhier, de ne rien trouver dans le discours de M. Guéneau de Mussy qui puisse modifier en rien mes convictions.

M. Guéneau de Mussy demande à répliquer. Il donne quelques nouvelles explications sur la manière dont il comprend la torsion des vertèbres dans les déviations. Il affirme ensuite que M. Guérin avait annoncé dans sa lettre à l'Académie, que M. Hossard avait provoqué une difformité chez Jenny Guéry à l'aide d'un appareil très énergique; par conséquent, cette difformité eût été réellement pathologique.

M. Cruveilhier répond en citant un passage textuellement extrait du mémoire de M. Guérin, qui ne considère la difformité de Jenny Guéry que comme une déviation simulée par imitation (1).

M. Velpeau : Je commence par protester de nouveau contre le caractère qu'on a voulu donner à la discussion. Déjà j'ai exprimé combien je regrettais qu'une question de personnes fût venue se mêler à une question de science fort intéressante et fort importante, et j'avais cherché à écarter l'une pour faire prévaloir l'autre.

Je regrette que les personnes qui se sont opposées aux conclusions de notre rapport aient ramené la discussion sur ce terrain. Pour moi, je persiste à n'examiner et à ne traiter que la question scientifique. De quoi s'agit-il, en effet, dans le travail de M. Guérin et dans les conclusions du rapport qui vous a été présenté sur ce travail? Il s'agit de savoir si l'on peut simuler certaines difformités de l'épine : s'il existe des caractères propres à faire distinguer ces difformités factices des difformités pathologiques; si enfin on peut retrouver ces caractères sur un plâtre. Cette question est une question de science générale. Peu importe que tel ou tel soit atteint par les conclusions auxquelles elle peut conduire; cela ne doit pas occuper l'Académie; mais ce qui lui importe beaucoup, c'est de savoir si les moyens qu'on a donnés pour distinguer les courbures artificielles de l'épine des courbures pathologiques sont positifs et certains. C'est ce qu'a examiné votre commission. Or, après de nombreuses observations, elle est venue vous déclarer qu'en effet il existe des caractères positifs, anatomiques, physiologiques, pathologiques, à l'aide desquels il n'est pas possible de méconnaître une déviation factice. Qu'a-t-on répondu? M. Guéneau de Mussy a opposé à nos faits anatomiques un discours où toutes les ressources de l'art oratoire ont été habilement ménagées, où les argumens spé-

---

(1) Note de M. J. Guérin. L'allégation de M. Guéneau de Mussy est complètement inexacte. Ma lettre à l'Académie ne contient rien de semblable à ce qu'il m'a prêté; j'ai dit que Jenny Guéry était droite un mois avant d'être présentée à la commission, et qu'il avait fallu moins d'un mois pour lui procurer une déviation de 17 lignes; mais je ne me suis expliqué en aucune façon sur les moyens employés par M. Hossard pour opérer ce prodigieux résultat. J'étais dans la conviction que la déviation était *factice;* qu'elle n'était que le résultat d'une simple flexion de la colonne, dont les caractères différaient entièrement de ceux des déviations pathologiques. Voilà ce que je me suis borné à dire. (Voy. Gazette Médic., 1835, p. 606.)

cieux ne manquent pas, où tout a été traité avec adresse, excepté le côté scientifique de la question. Nous avons donné des caractères dont l'exactitude a été vérifiée sur une centaine de squelettes et autant de plâtres empruntés à des difformités de tous les âges, de tous les degrés. A ces observations anatomiques qu'aucune observation n'est venue démentir, M. Guéneau de Mussy a opposé des considérations morales, des considérations d'intérêt particulier. Nous avons dit que les déviations simulées avaient toujours un même siége, une courbure unique, une inclinaison du tronc, des plis à la peau comprise entre les fausses côtes et le bassin, avec absence de torsion, de gibbosité ; nous avons dit qu'en répétant mille fois la même expérience, on obtenait mille fois le même résultat, parce qu'en effet il y a des raisons anatomiques qui veulent que la chose se passe de la sorte et pas autrement. Ainsi les insertions du sacro-lombaire et long dorsal veulent que la flexion de l'épine ait lieu entre les points de leur insertion supérieure et inférieure, c'est-à-dire à l'union des dernières vertèbres dorsales avec la première lombaire. On a combattu ces faits positifs, immuables, par des suppositions toutes gratuites ; ou bien, on a révoqué l'infaillibilité des personnes qui ont vu et examiné Jenny Guéry pendant son traitement ; on a dit qu'il était impossible qu'elle eût gardé quatre mois la même difformité, sans laisser apercevoir le stratagème ; que sa déviation était restée la même pendant la suspension à une échelle ; que les tractions sur les jambes ne l'avaient point effacée, et plusieurs autres particularités de la même importance ; et l'on a paru oublier qu'une jeune fille de 19 ans, celle qui a été moulée sous les yeux de M. Cruveilhier, a reproduit vingt fois de suite les mêmes merveilles ; qu'en marchant, qu'en se suspendant à une échelle, que, tirée par les jambes, elle avait constamment gardé la même attitude, l'attitude simulant une déviation latérale de l'épine.

On nous a cité les planches de l'ouvrage de Delpech, de M. Pravaz, etc.; en regardant ces planches, il a été impossible d'y méconnaître des faits contraires à ceux qu'on alléguait. On a envoyé des pièces pathologiques et des plâtres à l'Académie ; ces pièces et ces plâtres ont prêté un nouvel appui à nos conclusions. Que peut-on contre de pareils témoignages ? Que signifient, en regard de faits si positifs, si avérés, si concluans, que signifient les objections vagues, hypothétiques, et les considérations personnelles qu'on a cherché à leur opposer ? Pour moi, Messieurs, je déclare que le rapport et les conclusions que nous vous avons présentés sont l'expression de ma plus profonde conviction;

et qu'on n'a rien produit jusqu'ici qui soit capable de l'ébranler un instant. (Cette improvisation serrée, que nous n'avons pu rendre dans tous ses développemens, a produit une grande sensation sur l'assemblée; de toutes parts : Aux voix ! aux voix !)

M. Husson déroule un volumineux manuscrit, et annonce qu'il n'a besoin de la parole que pour treize minutes. (Un membre : L'expérience a sans doute été faite !) L'orateur lit d'un ton solennel un discours à périodes arrondies, dans lequel il parle de tout excepté des caractères propres à faire distinguer les déviations simulées de l'épine des déviations pathologiques. Après avoir rendu hommage à l'*éloquence* de M. Guéneau de Mussy, il déclare à l'Académie qu'elle ne doit point subir la tyrannie d'un journaliste dont il méprise les attaques (1). Ici se trouve une tirade contre la presse en général et contre nous en particulier, où, par un mouvement oratoire extrêmement pathétique, M. Husson s'adresse à ses collègues, et leur demande si c'est un *journal* qui les a faits ce qu'ils sont; si c'est par un *journal* qu'il sont arrivés à l'Institut, à la Faculté de Médecine, à la réputation ; puis vient une série d'imputations injurieuses contre l'auteur du mémoire, ce qui n'en est pas la réfutation ; enfin, M. Husson conclut en demandant que l'Académie passe à l'ordre du jour, etc. Nous regrettons d'avoir été obligé de réduire l'éloquence de l'illustre académicien à de si arides et si froides expressions. Nous aurions voulu rendre le geste animé, le ton solennel, la satisfaction profonde avec laquelle il a prononcé sa harangue ; mais nous nous sommes imposé l'obligation de ne faire aucune personnalité. Si, comme on a lieu de l'espérer, il consent à publier sa

---

(1) M. Husson doit se souvenir que nous n'avons parlé de lui dans la Gazette Médicale qu'après avoir été l'objet de ses violentes attaques dans le sein de l'Académie. Notre réponse a été d'ailleurs très modérée, surtout si on la compare à la *diatribe* (c'est ainsi que son inconcevable plaidoyer de ce jour a été qualifié par un de ses honorables collègues) qu'il vient de lancer contre nous. M. Husson a prouvé d'ailleurs qu'il ne méprisait pas du tout nos représailles par le soin qu'il a mis à y répondre, et à nous attaquer de nouveau. Nous montrerons, nous, comment on méprise dignement les choses et les hommes qui sont méprisables : c'est en ne profitant pas, pour lui répondre, d'une tribune beaucoup plus retentissante que celle où il nous a insulté, et en le laissant sous le propre poids de ses injures. (Note de la Gazette Médicale.)

philippique, nous lui donnerons une preuve de haute impartialité en l'insérant en entier dans nos colonnes. Ce sera sans doute une bonne fortune pour nos lecteurs.

M. Velpeau se dispose à répondre à M. Husson lorsqu'il est violemment interrompu par ce dernier. Je m'attendais, dit M. Velpeau, d'autant moins à être interrompu par M. Husson, que je suis obligé d'improviser ma réponse à un discours écrit et longuement préparé. Je demande donc à être entendu comme j'ai écouté moi-même, sans interruption. M. Velpeau témoigne de nouveau sa surprise de l'opposition de M. Husson. Je croyais sincèrement, dit l'honorable membre, que nos conclusions avaient été votées à l'unanimité et par M. Husson lui-même, car c'est pour nous mettre complètement d'accord avec lui que nous avions acquiescé à quelques modifications de formes. (M. Husson gesticule sur son banc.) Mais puisqu'enfin il combat ce que nous pensions être son propre ouvrage (on rit), je vais examiner ses objections. Ici, M. Velpeau reproduit toutes les preuves de fait qu'on avait cherché à écarter et répète qu'aucune observation n'est venue en invalider la rigoureuse exactitude. En présence de semblables résultats, n'avons-nous pas lieu de nous étonner, dit M. Velpeau, de la conclusion du discours de M. Husson? Quoi! messieurs, on nous demande de passer à l'ordre du jour sur un travail fort remarquable et fort important, et de faire tout à la fois un affront aux commissaires qui sont venus vous en rendre compte, et un déni de justice à l'auteur qui vous l'a présenté ! L'auteur, fût-il le premier venu, vous fût-il complètement inconnu, que vous lui devriez encore des égards. Je demande donc qu'on mette le rapport et les conclusions aux voix. (M. Husson s'agite avec violence sur son banc et réclame avec ses amis, M. Guéneau de Mussy et quelques autres, l'ordre du jour.)

M. Lisfranc : Il est impossible de laisser sans réponse la *diatribe* que M. Husson vient de lancer contre un honorable confrère qui ne peut se défendre dans cette enceinte. (M. Husson demande la parole.) Je m'abstiens d'examiner les objections scientifiques alléguées contre le travail de M. Guérin, M. Velpeau a déjà rempli cette tâche; mais je me fais un devoir de repousser les attaques dirigées contre sa personne. L'honorable membre combat ensuite les différentes allégations de M. Husson, et rappelle un précédent débat où déjà cet académicien s'était livré au même genre d'attaques.

M. Husson, avec vivacité : Je n'ai point lancé de diatribe : si j'avais voulu faire une diatribe, j'aurais parlé bien autrement. (Oh! oh! Une voix : qu'auriez-vous donc dit ?)

M. Amussat : Permettez-moi, Messieurs, de vous dire quelques mots sur la question morale qui se rattache à cette discussion ; car si quelques personnes, obéissant aux inspirations et aux scrupules de leur conscience, croient devoir se constituer les défenseurs de M. Hossard, dont la considération et la fortune les intéressent, ma conscience aussi me fait un devoir de prendre la défense de M. Guérin, dont la considération et l'honneur ne m'intéressent pas moins, parce qu'à sa cause se rattachent celle de la vérité, celle de la science, et, j'ose le dire, celle de l'Académie. Rappelez-vous, Messieurs, les principales circonstances qui vous ont fait connaître M. Hossard. Il y a deux ou trois ans, il vous présenta d'abord des plâtres, en s'engageant à ramener les personnes guéries au bout de quelques mois. Au lieu de cela, il revenait avec de nouveaux plâtres, usurpait l'approbation de l'Académie, distribuait des adresses sur le Pont-Neuf, et soulevait l'indignation de plusieurs d'entre nous qui qualifièrent ses actes comme ils devaient l'être. Enfin, vous étiez sur le point de passer à l'ordre du jour sur les prétentions de cet homme qui n'est pas médecin, lorsque M. Duméril fit remarquer qu'une commission de l'Institut ayant été nommée pour suivre les traitemens de M. Hossard, il était peut-être convenable de faire un dernier essai, et la commission fut maintenue. Qu'arriva-t-il? que des trois sujets traités par M. Hossard, deux l'avaient été précédemment dans son établissement, l'une pendant cinq mois, et l'autre pendant sept mois; ce que M. Hossard s'était bien gardé de nous apprendre. La troisième était la femme de chambre de sa femme ; et vous savez que deux des membres de votre commission avaient déjà cru reconnaître que la difformité de cette fille était hautement exagérée. Voilà les antécédens de M. Hossard. Et parce qu'il s'est trouvé un médecin assez courageux pour éclairer l'Académie, et parce que ce médecin a été victime de son zèle, et, avouons-le, de l'erreur même de l'Académie, vous voulez écarter son travail et sa découverte par un ordre du jour. J'ai dit, Messieurs, qu'à sa cause se rattachait celle de la science et de l'Académie elle-même. En effet, qui osera désormais nous prémunir contre les mensonges de l'intrigue et du charlatanisme? Pour moi, Messieurs, je crois que nous devons des remerciemens à M. Guérin, et je demande que l'on prononce un ordre du jour définitif sur toutes les communications passées et à venir de M. Hossard. (Appuyé! appuyé! Les dernières paroles de M. Amussat sont couvertes par les exclamations de M. Husson et de ses amis. La voix de M. Husson se fait entendre au-dessus de toutes les autres. Dans ce moment le tumulte est à son comble. M. Husson paraît atteint de mouvemens convulsifs. Il interpelle M. le président, se lève, s'assied, et demande à grands cris l'ordre du jour.)

MM. Paul Dubois, Nacquart, Adelon, Piorry, Lisfranc, Emery, et quelques autres membres invoquent le règlement contre les prétentions de M. Husson. Ils rappellent que les usages de l'Académie et le règlement ne permettent pas de passer à l'ordre du jour sur un rapport présenté par une commission; le réglement établit au contraire très explicitement que les conclusions d'une commission doivent être mises aux voix avant toute proposition incidente.

Après quelques minutes d'un tumulte et d'une agitation difficiles à décrire, M. le président met la clôture de la discussion générale aux voix; elle est adoptée à une grande majorité. Le vote des conclusions du rapport est renvoyé à quinzaine, la séance annuelle devant avoir lieu mardi prochain.

SÉANCE DU 16. — PRÉSIDENCE DE M. LOUYER-VILLERMAY.

(Gazette Médicale, 1836, page 539.)

CONTINUATION DE LA DISCUSSION SUR LES DÉVIATIONS SIMULÉES DE L'ÉPINE.

L'assemblée est très-nombreuse : beaucoup de personnes étrangères à l'Académie assistent à la séance. L'ordre du jour appelle la continuation de la discussion du rapport sur le mémoire de M. Jules Guérin relatif aux déviations simulées de l'épine.

La clôture de la discussion générale sur le rapport ayant été prononcée dans la séance précédente, la discussion ne devait plus porter que sur chacune des conclusions en particulier.

La parole est à M. Husson sur la première conclusion. Voici le texte :

« Il est facile d'imiter jusqu'à un certain point, par de simples attitudes, les déviations latérales de l'épine. »

M. Husson demande le premier la parole. Je m'étonne, dit-il, qu'après ce qui a été dit dans la dernière séance, après le jour que la discussion a déjà répandu sur ce point, on ose encore reproduire cette conclusion; non qu'elle ne soit très juste, très fondée; mais parce qu'elle est d'une vérité si puérile, si triviale, qu'elle est indigne de figurer dans le rapport d'une société savante. Qui a jamais douté que le corps de l'homme pût se prêter à cette imitation?

M. Cruveilhier : Ce qui est si simple, si clair aux yeux de M. Husson, n'a pas la même évidence aux yeux de tout le monde. Premièrement, l'Académie n'aura pas oublié que lorsque M. Bouvier lui présenta les plâtres pris sur des déviations simulées, beaucoup de ses membres ignoraient qu'on pût produire de pareilles imitations, et ils crurent qu'elles représentaient des déviations pathologiques. En second lieu les déviations simulées sont si peu connues, qu'avant le mémoire de M. Guérin on était dans l'impossibilité de les reconnaître.

M. Londe parle dans le même sens.

M. Renauldin : Les conclusions du rapport sont toutes trop explicites, trop positives: on nous les donne comme des espèces d'aphorismes, comme des axiômes. Ce langage ne saurait convenir à une société savante. Plus elle est haut placée dans l'opinion, plus elle doit mettre de réserve dans ses décisions. En conséquence, je propose d'adresser des remerciemens à M. Guérin, et d'ordonner le dépôt de son travail aux archives.

M. Cruveilhier : Je ne puis m'empêcher de faire remarquer d'abord l'opposition des deux préopinans. M. Husson repousse la première conclusion comme ne renfermant qu'une vérité commune, et M. Renauldin, craignant que le temps ne donne pas sa sanction à cette vérité, repousse toutes les conclusions et invite l'Académie à plus de réserve. Quoi qu'il en soit, je m'étonne, Messieurs, de la proposition qui vient de vous être faite. Comment une commission, que dis-je! deux commissions, trois commisions auraient longuement et consciencieusement élaboré un rapport pour répondre à la mission que vous leur avez donnée, et on viendra vous proposer de considérer ce travail comme non avenu et passer outre! Messieurs, je ne me pique pas de connaître bien exactement les usages académiques; mais j'ai quelque sentiment des convenances, et je sens vivement qu'il serait indigne de vous et de nous de repousser un travail consciencieux par une fin de non recevoir.

La première conclusion est mise aux voix et rejetée.

SECONDE CONCLUSION. « Ces imitations imparfaites des déviations offrent des caractères dont l'ensemble permet de les reconnaître lorsqu'elles sont portées à un certain degré. »

M. GUÉNEAU DE MUSSY : Cette conclusion, la plus importante de toutes, est aussi la plus sujette à contestation. Et d'abord, veuillez faire attention à ces mots, *lorsqu'elles sont portées à un certain degré*. Si ces déviations simulées ne sont reconnaissables qu'à un certain degré, elles ne sont donc pas reconnaissables à tous les degrés; il y en a donc qui ne sont pas reconnaissables. En second lieu, on parle d'un ensemble de *caractères* et on n'en rappelle pas un seul ; c'est une lacune. Mais quels sont donc ces caractères si lumineux et qu'on nous cache si soigneusement? Ce sont des caractères négatifs; ainsi, c'est l'absence de la torsion des vertèbres, absence de gibbosité; etc. Or, il est dangereux de conclure du négatif au positif.

M. CRUVEILHIER : La principale objection de M. Guéneau de Mussy porte sur ces mots *jusqu'à un certain degré*. Ces mots n'étaient pas dans notre dernier rapport : nous les avons introduits dans celui-ci, par égard pour la première commission ; c'est une concession sur laquelle M. Husson pourra donner de plus amples explications. A l'égard des caractères propres à faire distinguer les déviations simulées des déviations réelles, il y en a de toutes les espèces, de négatifs et de positifs. Ainsi, ce n'est pas un caractère négatif que le siége de la flexion à la région lombaire ; ce n'est pas un caractère négatif que l'unité de courbure ; ce n'est pas un caractère négatif que les plis de la peau à la région correspondante à l'inclinaison de la colonne; ce ne sont pas des caractères négatifs que l'inclinaison du tronc, l'élévation de la hanche, le raccourcissement du membre, etc. Mais il est inutile de répéter ce que l'Académie a déjà entendu cent fois.

M. DOUBLE : Messieurs, on a parlé de *puérilité*, d'*absurdité*, j'ose croire qu'il n'y a rien de tout cela dans le travail d'une commission dont j'ai l'honneur de faire partie. Et pourquoi cette sortie? parce qu'on dit qu'il faut que les déviations simulées de l'épine aient atteint un certain degré pour se laisser reconnaître. Mais, Messieurs, il en est ainsi de toutes les maladies. Au début, elles se confondent presque toutes ; ce n'est qu'à mesure qu'elles marchent que leurs traits distinctifs se dessinent clairement. Prenons un exemple plus sensible : y a-t-il rien au monde de si différent que la nuit et le jour, et cependant qui pourrait dire là où finit le jour, là où commence la nuit? Je crois donc que les conclusions de la commission ne sont ni absurdes, ni puériles, mais très logiques, très dignes et très vraies. J'ai coopéré à leur rédaction aussi bien que M. Husson, et j'en accepte ma part de responsabilité.

Messieurs, ajoute M. Double d'un ton pénétré, je dirai avec douleur, avec amertume, que je comprends peu la manière dont on voudrait se comporter à l'égard d'un travail fort remarquable qui a été l'objet d'un examen approfondi de la part de vos commissions, et d'un rapport qui a été voté à la majorité de neuf voix sur onze, et qui est destiné à fixer un progrès de la science. Pour moi, Messieurs, j'ai examiné avec la plus scrupuleuse attention les nombreux squelettes et les nombreux plâtres qui nous ont été présentés, et je suis resté parfaitement convaincu de la vérité des propositions émises par l'auteur. Si chacun de vous avait fait la même étude, je ne doute pas qu'il eût acquis la même conviction. Je maintiens donc les conclusions du rapport. (De toute part : Aux voix !)

M. Castel : On se plaint de ce que la conclusion maintenant en discussion dit trop, et moi je me plains de ce qu'elle ne dit pas assez. Il y a bien d'autres maladies qu'on a cherché à imiter : la science a découvert la fraude ; pourquoi la reconnaîtrait-on impuissante dans le cas qui nous occupe ?

M. Adelon : C'est moi qui ai proposé l'addition de ces mots : *jusqu'à un certain degré*, il est juste que j'en prenne la responsabilité. Je n'étais pas assez convaincu qu'au début d'une déviation latérale la science fût assez avancée pour dire avec certitude : telle déviation est imitée, telle autre est réelle. Mon opinion n'est pas changée depuis lors. Dans cet état de choses, je ne voudrais ni que le rapport de votre commission fût adopté, ni qu'il fût rejeté. L'adoption me paraît périlleuse ; le rejet serait une insulte à votre commission. Je ne voudrais répondre ni oui, ni non. Je propose l'ajournement à six mois. (Hilarité prolongée.)

M. Cruveilhier : Je demande qu'on suive les usages académiques. Dans une question telle que celle-ci, on ne peut pas attendre que chacun des membres de la compagnie en ait fait une étude assez particulière pour avoir une opinion ; la commission a fait cette étude pour tous ; il faut un peu se confier à elle : songez, Messieurs, que sur onze membres il n'y a que deux voix dissidentes.

M. Velpeau : Il me semble qu'à mesure que la discussion fait des progrès, la division s'introduit parmi nous. Jamais l'Académie n'avait été témoin de scènes pareilles. La discussion, grâce à l'opiniâtreté d'un membre, a pris un caractère (interruption violente de la part de M. Husson. M. Velpeau se tourne vers l'interrupteur : Oui, Monsieur, je dirai le mot, la discussion, grâce à vous, a pris un caractère complètement personnel. J'en suis fâché, mais je dois le dire, des affaires d'amour-propre, des querelles d'intérêt particulier, n'ont rien à faire dans la discussion, et je blâme fortement ceux qui prennent le prétexte de cette discussion pour les y faire intervenir. (Approbation.) De quoi s'agit-il, cependant ? Il s'agit de savoir s'il est possible de distinguer ce qui est feint de ce qui est réel. Pour les courbures portées à un certain degré, on convient, je crois ; eh ! bien, Messieurs, c'est tout ce que nous demandons. Nous ne disons pas que cette distinction soit facile, soit même possible au début ; mais je rentre dans l'opinion de M. Double, et je dis qu'il en est de même de toutes les maladies. Prenez, par exemple, l'hydrocèle; quand elle commence, elle n'a pas de signes qui la fassent reconnaître ; mais à mesure qu'elle grossit, les signes qui lui sont propres apparaissent et le diagnostic ne présente bientôt aucune difficulté. Ici M. Velpeau rappelle un à un les signes respectifs des déviations simulées et des déviations pathologiques, et les compare les uns aux autres.

M. P. Dubois : L'Académie a rejeté la première conclusion ; elle a eu tort, selon moi, quoique ce rejet ne préjuge rien pour les autres. Toutefois de ce rejet résulte la nécessité d'apporter un léger changement à la rédaction de la seconde conclusion. M. le rapporteur mettra la rédaction de cette proposition en harmonie avec les autres, en suppléant à l'absence de la première. Puisque j'ai la parole, permettez-moi, Messieurs, de regretter la tournure qu'a prise la discussion. Cette discussion est toute personnelle. On ne voit que deux noms propres. L'auteur lui-même du travail qui a donné lieu au rapport de la commission a commis peut-être cette faute ; mais à part cette préoccupation, je puis vous assurer que son mémoire est extrêmement remarquable, et que son esprit a suivi la marche la plus naturelle et la plus logique. Il voulait savoir jusqu'à quel point on peut imiter les courbures latérales de l'épine. Qu'a-t-il fait ? il s'est entouré de colonnes vertébrales atteintes de cette difformité, il les a examinées ; il a vu qu'elles avaient des traits communs de ressemblance, et ces traits sont devenus pour lui les signes dont l'ensemble devait faire distinguer les courbures simulées des courbures pathologiques. Il faut donc dégager le travail de M. Guérin des motifs qui l'ont inspiré ; car le travail est très bien fait et les caractères signalés par l'auteur très exacts. (Aux voix !)

La seconde conclusion est mise aux voix et adoptée.

TROISIÈME CONCLUSION. « L'ensemble des caractères propres aux déviations simulées ne se retrouve point dans les déviations pathologiques, et réciproquement. »

M. Guéneau de Mussy trouve cette proposition beaucoup trop absolue.

M. Husson voudrait qu'on rappelât les caractères dont l'*ensemble* doit faire distinguer les déviations pathologiques d'avec les déviations simulées. Il feint de croire que tous ces caractères sont nécessaires à cette distinction : M. Double répond qu'*ensemble* ne veut pas dire *tous*.

M. Lisfranc, rentrant dans le fond de la question, fortifie les exemples cités par MM. Double et Velpeau, par un nouvel exemple à la vérité fort bien choisi. Il n'y a point de botaniste qui se fît fort de reconnaître les plantes à leur sortie de terre.

M. Roche croit qu'on s'entendrait mieux si l'on écartait le mot *simulé* ; il propose de dire l'ensemble des caractères propres aux déviations volontaires. Cette proposition n'a pas de suite. (On réclame de toute part la mise aux voix.)

La conclusion de la commission est mise aux voix et adoptée.

La quatrième conclusion, n'étant qu'une application des précédentes, a été retirée par la commission.

M. CRUVEILHIER relit la seconde partie des conclusions de son premier rapport, sur lesquelles il n'y avait point eu de réclamation. Cette partie des conclusions est conçue comme il suit :

« La commission conclut à ce que l'Académie accorde son approbation au » mémoire de M. Guérin, et propose son insertion parmi les mémoires des sa- » vans étrangers. »

Cette proposition, vivement combattue par MM. Husson et Guéneau de Mussy, est défendue avec chaleur par MM. Double, Velpeau, Rochoux, Lisfranc, etc.

Au milieu de cette discussion, M. Guéneau de Mussy propose (d'une voix émue) cette addition au rapport de la commission. « En adoptant ces conclu- » sions, l'Académie n'entend pas en faire l'application au fait de Jenny Guéry, » ni revenir sur les discussions auxquelles elle a donné lieu. » (Rires universels.)

La voix de l'orateur est couverte par les exclamations : Aux voix, sur la dernière conclusion du rapport.

La proposition de M. Guéneau de Mussy n'a point de suite.

M. Cornac voudrait que le mémoire de M. Guérin ne parût point dans les fascicules de l'Académie avec la partie qui a trait aux faits personnels.

MM. Double et quelques autres membres font remarquer que le mémoire étant renvoyé au comité de publication, celui-ci se chargera d'y faire faire les suppressions nécessaires.

La dernière conclusion du rapport est mise aux voix et adoptée. La main seule de M. Husson se lève contre l'adoption de cette conclusion.

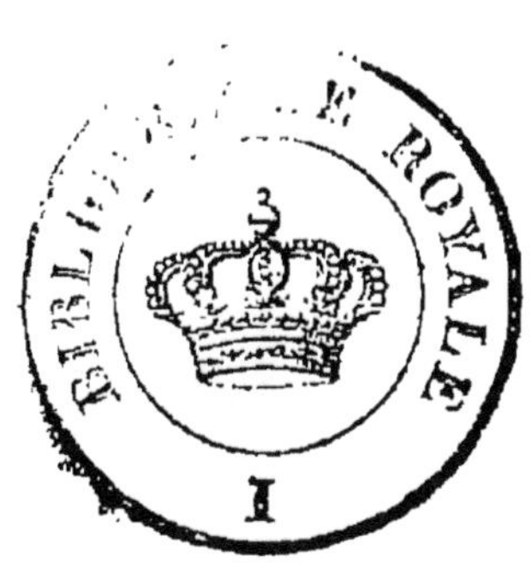

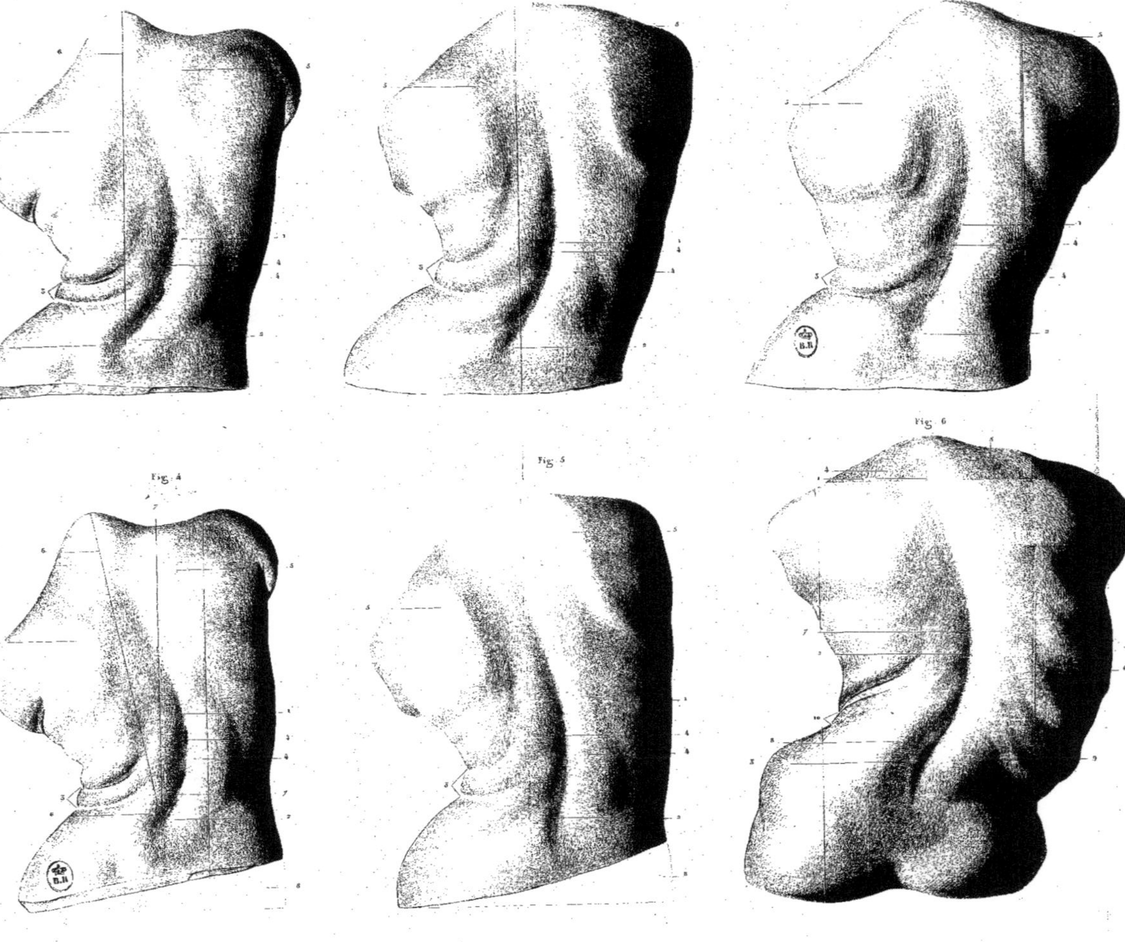

Fig. 1
Fig. 2
Fig. 3
Fig. 4
Fig. 5
Fig. 6

Fig. 1.

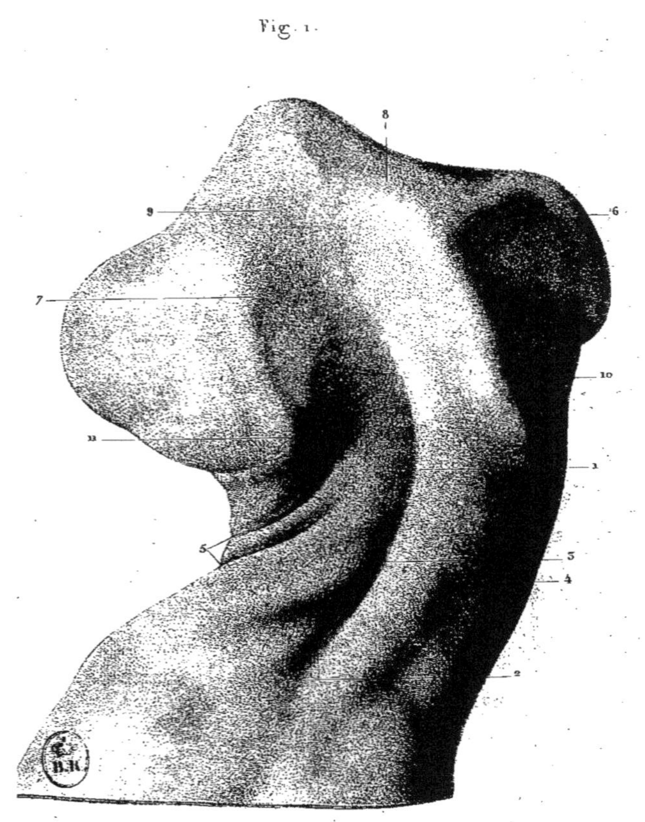

Fig. 2.

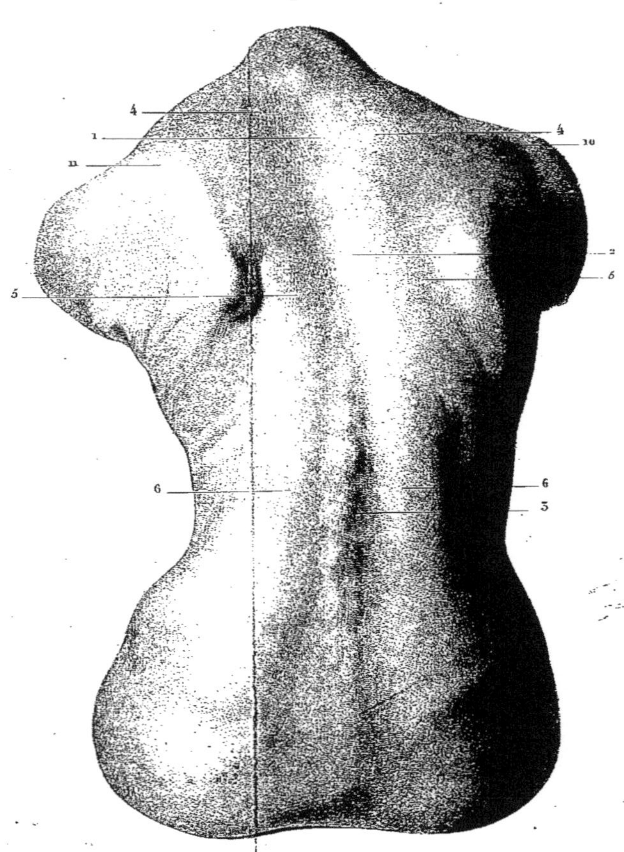

www.ingramcontent.com/pod-product-compliance
Ingram Content Group UK Ltd.
Pitfield, Milton Keynes, MK11 3LW, UK
UKHW020344230726
13925UKWH00003B/949